AF590726

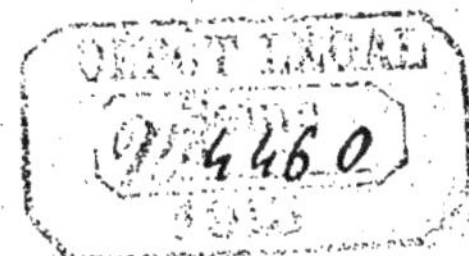

LES

Régimes Alimentaires

DANS LES MALADIES DES

Voies digestives et de la Nutrition

PAR LES DOCTEURS

HAMAIDE ET **NIGAY**

MÉDECIN CONSULTANT A PLOMBIÈRES — MÉDECIN CONSULTANT A VICHY

AVEC NOTICES HYDROLOGIQUES COMPLÉMENTAIRES
SUR LES MALADIES DES VOIES DIGESTIVES,
d'après **M. Albert MATHIEU,** Médecin de l'Hôpital Saint-Antoine

SUR LES MALADIES DE LA NUTRITION,
par **M. Marcel LABBÉ,** Professeur agrégé, Médecin de la Charité

Librairie O. BERTHIER, E. BOUGAULT, Successeur
77, BOULEVARD SAINT-GERMAIN, PARIS

A M. le PROFESSEUR LANDOUZY,
Membre de l'Institut et Doyen de la Faculté,

Très-Honoré Maître,

Permettez-nous de vous dédier ces pages.

N'avez-vous pas été un des premiers avec M. le Professeur ARMAND GAUTIER à donner à l'alimentation de l'homme des bases scientifiques solides ? Vos intéressantes recherches, faites avec MM. MARCEL et HENRI LABBÉ, n'en sont-elles point les preuves éclatantes ? Aussi tous les auteurs qui traitent des régimes alimentaires tiennent-ils à invoquer votre puissant patronage !...

Guidés par cette pensée que dans ces questions nous ne sommes que les élèves d'un tel maître, nous avons ajouté à votre enseignement en nous adressant aux sources vives des leçons professées tant à la Faculté que dans les hôpitaux par MM. les PROFESSEURS DÉJERINE, GILBERT, MARFAN, CHAUFFARD, MM. ALBERT MATHIEU, MARCEL LABBÉ, CASTAIGNE, LEGENDRE, LE NOIR, TRIBOULET, J.-CH. ROUX.

En vous dédiant ces pages, une autre considération est venue à notre esprit.

N'êtes-vous point, depuis douze années bientôt, le grand initiateur des voyages dans les stations thermales françaises, stations que vous aimez et voulez faire connaître chaque année davantage ? Aussi avons-nous pensé qu'à côté des régimes les indications hydrologiques dans les maladies des voies digestives et de la nutrition seraient tout à fait à leur place ! C'est à MM. ALBERT MATHIEU et MARCEL LABBÉ que nous devons ces indications.

Vous trouverez dans ces pages que nous vous prions d'agréer, très-honoré maître, un reflet, bien pâle peut-être, des idées qui sont vôtres, trop heureux si nous avons pu ne pas trop nous en écarter, persuadés d'avance de toute votre indulgence...

HAMAIDE et NIGAY.

PREMIÈRE PARTIE

Le Régime dans les Maladies de l'Estomac

CHAPITRE PREMIER

I. — Etablissement d'un régime alimentaire

Principes directeurs. — Dans l'établissement d'un régime, il faut tenir compte non seulement de la *qualité* des aliments appropriés à la maladie des voies digestives et de la nutrition, mais encore de la *quantité* qu'il importe de bien déterminer pour que le malade ait sa ration alimentaire suffisante et se maintienne dans un bon équilibre de poids.

Pour que la vie s'entretienne en nous, pour qu'il n'y ait ni amaigrissement ni inanition, il faut donner à l'organisme un régime qui représente environ 35 à 40 calories (1), par kilogramme de poids corporel. Le poids normal d'un individu est en rapport avec sa taille. S'il mesure 1 m. 65 par exemple, le poids normal évalué approximativement est, d'après Maurel, de 65 kg., c'est-à-dire d'autant de kilogrammes qu'il y a, après le mètre, de centimètres de taille. Le corps, pour rester en équilibre de poids, a donc besoin chaque jour de 35 à 40 calories par kilog., soit par exemple 65 kg. × 40 c. = 2,600 calories.

Où puiser ces 2.600 calories ?

Voici un tableau pratique que propose M. J.-Ch. Roux, dans une de ses leçons. Il répond à peu près aux tables établies

(1) *La chaleur animale* est le chapitre le plus important de l'histoire de la vie. La chaleur, ou, mieux, *la calorie*, est la mesure pratique de l'énergie. Les phénomènes vitaux sont des mutations d'énergie et le mouvement vital n'est autre qu'un circulus d'énergie qui commence à l'énergie chimique potentielle des aliments et finit à l'énergie calorifique. Tout le branle-bas de la vie s'intercale entre une combustion et un dégagement de chaleur. (Dastre, préface du Livre « Chaleur animale et bioénergétique » de Jules Lefèvre.)

par MM. le Professeur Landouzy, Marcel et Henri Labbé, et qu'a reproduites M. Marcel Labbé, dans son livre sur les Régimes alimentaires (1).

Substances albuminoïdes et graisses

100 grammes de lait donnent .... calories		65
100 grammes de beurre donnent		800
100 grammes de fromage donnent		300
1 œuf donne		40
100 grammes de viande donnent en moyenne		250
100 grammes de viande de plus en plus grasse, de	300 à	350
100 grammes de poisson donnent		100

Hydrates de carbone.

100 grammes de céréales (riz, avoine)		350
100 grammes de légumineuses (pois, lentilles, haricots)		350
100 grammes de pâte (nouilles, macaronis)		350
100 grammes de pommes de terre		100
100 grammes de légumes verts ou fruits	20 à	25
100 grammes de pain		250
100 grammes de biscuits		400
100 grammes de sucre		400
100 grammes de pudding au lait		250
100 grammes de bouillon de viande		10

Avec ce tableau, il est facile d'établir un régime. On n'oubliera pas que la quantité de substances albuminoïdes dont nous avons besoin chaque jour est d'un gramme d'albumine par kilogramme de poids corporel, soit de 60 grammes pour un individu de poids moyen de 60 kg. (Marcel Labbé).

(1) Nous devons mentionner également M. Armand Gautier, professeur à la Faculté de Médecine, qui a été un des premiers à s'occuper de l'alimentation de l'homme et à donner aux régimes alimentaires des bases scientifiques solides.

On se rappellera que :

100 gr. de viande renferment...albumine.Grammes	18 à 20
100 gr. de fromage (gruyère, Hollande)	30
100 gr. de lentilles, pois cassés, haricots	20 à 25
100 gr. de pain	7 à 10
100 gr. de lait	3 à 4
100 gr. de céréales (avoine, riz, orge, pâtes d'Italie)	8 à 12

*
* *

Exemple de menu d'un individu sain, d'un poids normal de 65 kg. et d'une taille de 1 m. 65, se livrant à un travail modéré.

PETIT DÉJEUNER DU MATIN.

Café au lait sucré avec pain beurré.

Lait, 250 grammes .... calories	160
Café, 10 grammes	10
Sucre (2 morceaux), 20 gr.	80
Beurre, 10 grammes	80
Pain, 100 gr.	250
	580

DÉJEUNER DE MIDI.

Pain 100 grammes ...., calories	250
Viande (légèrement grasse) 100 gr.	300
Légumes verts frais assaisonnés, 100 gr.	25
Entremets, pudding au lait, 100 gr.	250
Fruits frais, 100 grammes	25
Eau rougie (eau pure 40 centilitres, vin rouge, 10 centilitres) .... Une tasse de café noir sucré .... (2 morceaux de sucre, 10 gr. de café)	90
	940

Gouter de 4 heures.

Pain, 50 grammes	calories	125
Beurre, 10 grammes		80
Fruits, 50 grammes		12
		217

Diner.

Soupe (fécule et légumes), environ	calories	80
Pain, 100 gr.		250
Deux œufs		80
Légumes secs ou pâtes, 100 gr.		350
Fromage (Brie), 25 gr.		80
Fruits frais, 100 gr.		25
Eau rougie (eau pure 40 centilitres. vin rouge 10 centil.).		
		865

Au total : 2.602 calories environ.

Ce régime renferme 65 à 70 grammes d'albumine.

Nota. — Cet exemple peut servir de modèle pour l'établissement des régimes alimentaires. Le médecin traitant doit formuler la *qualité* des aliments qui conviennent et approximativement leur *quantité*, en faisant mentalement le calcul du nombre de calories que doit comporter la ration des 24 heures de son malade, dont la *taille* et le *poids* sont connus.

II. — Le régime dans les affections de l'estomac

Conditions générales. — Dans le régime d'un dyspeptique ou d'un gastropathe, il existe quelques conditions générales que doivent réaliser les substances alimentaires.

La première de ces conditions est une *divisibilité parfaite des aliments* d'origine animale ou végétale. Cette condition est essentielle pour faciliter l'action du suc gastrique, qui est à la fois une action de *dissociation* à l'égard des fibres musculaires de la viande et de la cellulose du tissu végétal, en même temps qu'une réaction acide au niveau de l'estomac suivie bientôt elle-même d'une réaction alcaline au contact du suc pancréatique.

Pour réaliser cette condition de divisibilité, il faut faire des *purées de légumes* au moyen d'un tamis très fin. Pour la viande, il faut la choisir tendre, qualité qui ne s'obtient que deux ou trois jours après que l'animal a été abattu, en ayant soin de conserver cette viande dans une glacière ou une chambre froide, pour lui faire subir une sorte de maturation, véritable travail d'autolyse.

La seconde condition est une cuisson parfaite aussi bien pour la viande que pour les légumes.

La troisième condition est d'éviter les substances grasses. Les graisses ont une action nuisible sur la digestion en ralentissant la sécrétion du suc gastrique. Il en est de même des substances alimentaires, pénétrées par la graisse, telles que les fritures (pommes de terre frites, poissons frits). La graisse, comme le beurre ou le gras de jambon, sera prescrite indépendamment des aliments sans y être directement incorporée.

Enfin, il est un principe essentiel qui préside à l'influence psychique que peut exercer le régime sur le dyspeptique, c'est la façon de bien préparer un plat et de lui donner un goût agréable.

Conditions particulières. — Les aliments doivent être très digestibles pour ne pas séjourner longtemps dans l'estomac et ne produire aucune irritation de cet organe. Voici une classification des aliments par ordre de digestibilité, que propose M. J.-Ch. Roux, et qui sert à individualiser les Régimes I, II, III et IV formulés, pour faciliter les prescriptions, à la consultation spéciale des maladies du tube digestif, à l'hôpital Saint-Antoine.

III. — Classification des aliments par ordre de digestibilité

Régime n° I. — 1° Le Lait. — Très digestible. Séjourne peu dans l'estomac. Ne mérite pas l'ostracisme dont l'accablent quelques médecins. Aliment précieux, notamment dans l'ulcus gastrique et certaines gastropathies à forme hyperchlorhydrique.

Le Képhir, lait acide, selon qu'il a fermenté 1, 2 ou 3 jours. Le n° 1 est légèrement laxatif, le n° 2, indifférent, le n° 3 légèrement constipant. Convient dans certaines dyspepsies hypochlorhydriques, et certaines entérites telles que les diarrhées rebelles des hypopeptiques.

Le yoghourt, ou lait caillé bulgare, est préparé avec du lait préalablement bouilli, et ensemencé avec un ferment, le maya, formé de levûres et de bactéries : les levûres forment de l'alcool et les bacilles donnent de l'acide lactique. Saveur plus agréable que le Képhir, très bien toléré, laxatif quand il est pris le matin à jeun.

Le lait homogénéisé Lepelletier a pour avantage de ne pas se coaguler dans l'estomac. Les graisses sont émulsionnées, rendues plus homogènes et plus digestibles. Convient dans les grandes dyspepsies avec intolérance gastrique, et spasme du pylore.

2° Les œufs. — L'œuf à la coque.

L'œuf brouillé ne doit pas être brouillé au beurre mais à l'eau ou au lait.

L'œuf sur le plat ou en omelette, imprégné de graisse, est bien moins digestible. L'œuf dur est indigeste.

3° Potages au lait, faits avec la farine d'avoine, de blé, de maïs, avec la crème de riz, la crème d'orge, la semoule, le tapioca, les pâtes d'Italie, le vermicelle. On peut les faire aussi avec des flocons d'avoine, de blé, de riz, qui ont pour avantage de donner une consistance un peu plus grande.

La cuisson doit être de trois quarts d'heure au moins à feu doux. Il faut éviter les grumeaux et faire en sorte que le potage ait une consistance homogène.

Régime n° II. — 4° PURÉE DE POMMES DE TERRE, préparée au lait et passée au tamis très fin. N'ajouter le beurre qu'au dernier moment.

5° VIANDES LÉGÈRES : le poulet bouilli, poulet jeune et tendre, cuit dans du bouillon de légumes, à l'étuvée, dans une marmite couverte, remplie aux trois quarts de bouillon.

Cervelles, riz de veau, bouillis à l'eau d'abord puis cuits sur le gril en papillotte, c'est-à-dire dans du papier beurré. De cette façon le beurre n'imprègne pas la viande qui se trouve plus digestible.

Jambon.

Poisson maigre français : sole, merlan, limande, bouillis à l'eau, servis avec un peu de jus de citron, ou bien frits dans une couche de pâte qui ensuite sera enlevée.

6° PUDDINGS. — Les puddings sont des potages au lait plus nourrissants, plus parfumés.

7° ENTREMETS AU LAIT, *crème renversée faite avec des œufs et du lait, le fromage à la crème.*

8° PATES ALIMENTAIRES, les nouilles, macaronis, lazagnes.

Elles seront bien cuites, pendant 3/4 d'heure au moins dans de l'eau bouillante et salée, bien égouttées ensuite, et servies très chaudes.

Régime n° III. — 9° LE RIZ est d'une digestion plus difficile. Il peut être cuit à l'eau ou au lait.

10° PURÉES DE LENTILLES, DE POIS CASSÉS, DE HARICOTS, séjournent assez longtemps dans l'estomac, 4 à 5 heures d'après Bensaude, tandis que la purée de pommes de terre ne séjourne environ que deux heures.

11° Les viandes rouges ou blanches seront rôties ou grillées, ou cuites à l'étuvée. Il faut proscrire le gibier.

12° Les poissons a chair maigre, turbot, barbue, mulet, brochet, truite.

13° Les légumes frais, carottes, navets seront très cuits, à l'eau ou au lait.

Les salades cuites, épinards, chicorée, laitue.

Les fruits cuits, pommes cuites, pruneaux, etc.

14° Le pain est d'une digestion difficile. Plus il est frais, plus il digère mal. Aussi doit-il être souvent remplacé par des biscottes, ou par du pain grillé, c'est-à-dire du pain rassis desséché et grillé au four ou sur le gril !

Tels sont les aliments par ordre de digestibilité.

Régime n° IV ou **Régime d'exclusion.** — Ce régime comprend les aliments qui doivent être exclus du régime alimentaire des dyspeptiques : les hors-d'œuvre, les substances grasses, la charcuterie (le jambon excepté), le canard, l'oie, le foie gras, le poisson gras tel que l'anguille, les conserves, le maquereau, le hareng, le saumon, le lapin, crustacés, coquillages, les pâtes feuilletées, pain complet, pain mal cuit, les fritures, les fruits huileux (noix, noisettes, amandes), les crèmes du pâtissier, les sauces épicées, beurre cuisiné, herbes, choux, oseille, tomates, asperges, aubergines, champignons, cornichons, eaux gazeuses, le poivre, le piment, les sauces à base de vin, les crudités, les salades à l'huile et au vinaigre, les fromages trop fermentés (roquefort, chester, camembert, gorgonzola), les fruits crus (pommes, poires), à l'exception des bananes, des oranges, des mandarines. Ce régime d'exclusion comprend aussi les boissons : Vin pur, liqueurs fortes, apéritifs, liqueurs digestives.

IV. — Régime végétarien

Le régime végétarien absolu ne renferme ni viande, ni volaille, ni poisson, ni lait, ni œufs. Il est le régime énergétique par excellence. Les hydrates de carbone, qui dominent dans les aliments végétaux, sont la véritable source de l'énergie musculaire. C'est le régime qui convient le mieux aux manœuvres et aux hommes de sport ; il semble surtout augmenter l'endurance et retarder l'apparition de la fatigue. Ce n'est pas à dire pour cela que l'homme doive être exclusivement végétarien. Une bonne digestion exige de la variété dans la nourriture, et le régime végétarien n'en apporte pas assez pour convenir à tout le monde. Aussi l'homme sain doit-il être *omnivore*, en donnant toutefois aux aliments végétaux une plus grande place dans son alimentation qu'il n'a fait jusqu'à présent. (Marcel Labbé.)

Le régime végétarien est aussi *peu toxique possible.* Il a le grand avantage de fournir des albuminoïdes qui ne donnent pas naissance à de l'acide urique. Il trouve ses indications chez les *hépatiques* dont le foie fonctionne mal, *chez les cardiaques hypertendus*, atteints d'une affection rénale, d'une néphrite interstitielle par exemple, *chez les diabétiques* en phase d'acidose marquée, *chez certains entéritiques*, chez les *uricémiques, les lithiasiques, les goutteux*, chez lesquels l'acide urique est insuffisamment dissous et éliminé.

Dans ces différents cas,le régime peut n'être pas exclusivement végétarien : on peut lui ajouter du lait et des œufs (régime lacto-ovo-végétarien).

Le régime végétarien est composé de légumes, de céréales et de fruits.

I. **Les légumes** sont de trois espèces : 1° les légumes secs ou légumineuses (pois, lentilles, fèves, haricots, pois de Soja) ; 2° les légumes farineux frais (pommes de terre, navets, carottes, poireaux, choux-fleurs, tomates, champignons) ; 3° les légumes verts (chicorée, laitue, épinards, haricots verts, petits poids, endives, pissenlit, cresson).

1° Les légumes secs, pour etre facilement digestibles et absorbables, doivent être débarrassés de leur enveloppe cellulosique, qui les rendrait inattaquables par les sucs digestifs. Ils doivent, pour cela, subir des préparations culinaires spéciales. On les fait tremper pendant douze heures dans l'eau, qui les gonfle ; puis on les fait bouillir, ce qui rompt l'enveloppe cellulosique.

La cuisson doit être longue, de huit à dix heures au moins. Plus les légumes secs ont cuit longtemps, meilleurs ils sont. Dans une de ses dernières leçons à l'hôpital de la Charité, M. Marcel Labbé a affirmé n'avoir jamais mangé d'aussi bons légumes secs qu'en Asie-Mineure et en Egypte. Cela provient, dit-il, que dans ces pays, les légumes secs, pois, fèves, lentilles, haricots, sont mis à cuire, le soir, dans de grandes jarres de terre, remplies d'eau et enfoncées dans des cendres chaudes. L'ébullition, une fois obtenue, se prolonge assez avant dans la nuit, et le lendemain, l'eau est encore suffisamment chaude pour achever la cuisson. Au lieu de jarres de terre, on peut se servir de *marmites norwégiennes* qui se trouvent dans le commerce et ont le même but.

Pour les constipés, il est avantageux d'ingérer le légume complet, avec son écorce de cellulose qui excite le péristaltisme intestinal. *Pour les dyspeptiques*, il faut séparer la cellulose, soit en écrasant les légumes après cuisson et en les passant à travers un tamis, soit en employant *des légumes décortiqués* qu'on trouve aujourd'hui partout mais qui ont l'inconvénient d'avoir un goût plus fade que les légumes complets. Il existe aussi des farines qu'on fabrique avec des légumineuses et qu'on peut mélanger avec des farines de céréales pour faire des bouillies ou des potages plus nourrissants. Pour cela on soumet à un commencement de *germination* les graines destinées à la fabrication de ces farines, on augmente leur digestibilité en donnant naissance à plus de peptones et de dextrines, et on a ainsi *des farines diastasées*. On en fait des bouillies, des potages, des purées mêmes, très légères et très digestibles qui ont du goût et donnent une impression onctueuse et fondante.

2° Les légumes farineux frais doivent être cuits à l'étuvée, c'est-à-dire longtemps et à feu modéré, à cause des sels minéraux qu'ils renferment. Ils doivent être assaisonnés aussi simplement que possible : ni épices, ni jus de viande, ni ail, ni ciboulette, ni oignon. Que l'on emploie les carottes, les navets, les pommes de terre, les pois cassés, les lentilles pour faire des purées, la technique est la même. Une fois bien cuits, ils seront écrasés au moyen d'un « champignon » ou « pilon » en bois très dur, dans un tamis, dont la toile sera en crin ou en métal, selon la nature des aliments, et reposant sur un plat creux d'un diamètre correspondant. On porte ensuite la purée sur le feu avec 10 grammes de beurre, 50 gr. de lait et un peu d'eau de cuisson, et l'on remue jusqu'à consistance voulue.

3° Les légumes verts doivent être cuits également à l'étuvée. La pratique de blanchir les légumes et de jeter l'eau de cuisson est mauvaise, car l'eau qui a dissous les sels et une partie de l'albumine des légumes est nutritive et agréable. On doit les faire cuire dans peu d'eau, soit dans des casseroles en terre, soit dans des casseroles en fer émaillé, ou mieux dans des marmites spéciales, dites « *marmites à la vapeur* » faciles à trouver dans le commerce (Dr Monteuuis, de Nice).

Les légumes verts sont très pauvres en principes nutritifs ; ils sont riches en eau et en cellulose, en sels minéraux alcalins qui leur donnent quelques propriétés laxatives. L'épinard, l'oseille, la rhubarbe, les haricots verts, renferment des *oxalates*, et doivent être exclus du régime des brightiques, des lithiasiques et des entéritiques.

II. **Les céréales** sont utilisées sous forme de farines d'avoine, de blé, de seigle, de maïs, d'orge, de riz.

Le pain présente quelques inconvénients. Quand il est frais, il n'est pas facilement digéré, surtout s'il est mangé un peu vite ; il est surtout indigeste par le défaut de cuisson. On peut le remplacer par des biscottes, soit simples, soit à la légumine diastasée de Wœbt, par du pain grillé, par de la croûte de pain, par le pain essentiel de Heudebert, préparé avec une farine surazotée, les longuets de Plombières, le pain grillé Jacquet, les zwiebach, le triscuit, les grissini.

Les pâtes alimentaires (macaroni, nouilles, lazagnés, vermicelle, pâtes d'Italie), sont fabriquées avec de la farine de froment, du beurre et du lait, additionnée ou non d'œufs qui les rendent, plus succulentes, mais moins digestibles pour certains entéritiques. Les biscuits secs ne doivent pas renfermer trop de parfum ni trop de beurre, qui les rendent indigestes.

Avec les farines de céréales, on fait des bouillies, des entremets sucrés, auxquels on ajoute un ou deux jaunes d'œufs, des soufflés, des flancs, des crèmes renversées. La farine de gruau d'avoine (où flocons d'avoine) avec laquelle les Ecossais font leur porridge, sert à faire d'excellentes bouillies. *Voici le mode de préparation :* On délaie deux cuillers à soupe de flocons d'avoine dans 500 gr. de lait, on ajoute deux morceaux de sucre, on fait cuire lentement, à feu doux, pendant une 1/2 heure à 3/4 d'heure, en remuant fréquemment et doucement avec une spatule en bois. On retire du feu et on sert la bouillie soit avec du lait, de la crème fraîche, de la confiture ou des fruits cuits.

La farine de blé vert, la crème d'orge, la crème de riz, la farine de maïs, la farine de châtaignes ou de marrons, servent à faire également d'excellentes bouillies.

Le riz peut être cuit à l'eau ou au lait .

III. **Les fruits**, pommes, poires, abricots, seront cuits en marmelade, en compotes, en confitures. Le fruit qui peut être pris cru est le raisin, dont il faut n'avaler ni les grains ni la peau.

Menu type d'un régime ovo-lacto-végétarien

PETIT DÉJEUNER (8 h.) :
Une bouillie de farine de gruau d'avoine au lait avec compote de fruits.

DÉJEUNER (midi) :
Macaroni à l'italienne.
Purée de laitue.
Pudding au riz.
Compote de pommes.

GOUTER (4 h.) :
Crème prise avec confiture et biscuits secs.

DINER (7 h.) :
Potage crème d'orge.
Purée de lentilles.
Carottes à la Vichy.
Gâteau de semoule.
Pruneaux cuits.

Ordonnancement d'un régime végétarien absolu (1).

Pas de viande, de volaille, de poisson, de lait ni d'œufs

Eau de source de bonne qualité. Eau bouillie. Infusions chaudes (thé léger, camomille, feuilles d'oranger, tilleul, etc...).

Vin rouge, étendu de 2/3 eau. Vin blanc, étendu de 2/3 eau. Bière. Bière de malt.

Bouillon de légumes (pour 2 litres 1/2 d'eau, 60 gr. de carottes et de pommes de terre, 25 gr. de navets, de pois et de haricots secs. Faire bouillir pendant 3 heures dans une marmite couverte. Ajouter après la cuisson 5 gr. de sel de cuisine). Avec ce

(1) Régime tel qu'il est formulé par le Dr A. Mathieu, à la consultation des maladies de l'appareil digestif, à l'hôpital Saint-Antoine.

bouillon, on peut faire des potages ou des bouillies avec tapioca, semoule, pâtes d'Italie, crème d'orge, de riz, d'avoine, etc...

Potages maigres au beurre, aux pommes de terre et farines variées. (Mélanges variés). Potages au riz (très cuits). Potage de julienne, passé et non passé.

Potages variés au bouillon de bœuf ou de poulet.

Bouillie de gruau d'avoine.

Purée de julienne. Purée de pommes de terre, de pois, haricots, lentilles, etc. Légumes au jus de viande, au beurre, à la crème, à la béchamelle. Légumes cuits à l'eau et sautés au beurre. Légumes frits.

Salades variées (laitue, chicorée, pissenlits, cresson, etc.) cuites au jus : endives. Epinards (pas d'oseille). Carottes, navets, choux-fleurs. Salsifis, céleri-rave, scorsonères, cardons.

Vermicelle, nouilles, macaroni (les faire bien cuire à l'eau salée, puis les assaisonner avec un peu de beurre frais ou de fromage de gruyère ou de parmesan).

Faire cuire le riz dans une terrine jusqu'à consistance solide. Sucrer et aromatiser à volonté. (Le riz peut être mangé avec des confitures ou des compotes ou des marmelades variées).

Petits radis, salades variées, cresson. Fruits bien mûrs et plus particulièrement : pommes, poires, raisins, prunes, bananes. Fruits à amandes (amandes fraîches ou sèches, noix, noisettes).

Gâteaux secs de tous ordres. Pâtisserie (pas de crème, pas de crème renversée).

La crème fraîche est permise.

Il sera pris gr. de beurre très frais par jour, en nature (avec du pain ou des gâteaux secs) ou encore il sera ajouté aux potages et aux purées au moment de servir. Il pourra également servir à préparer les légumes sautés si ceux-ci sont permis.

Marmelades variées. Pruneaux cuits à l'eau, sans vin, ni sucre (passés ou en nature). Confitures en quantité modérée.

Pain très cuit, rassis. Quantité : biscottes, breakfast, biscuits, grisinis, longuets.

Répartition des repas

1er *Déjeuner*. — Riz à l'eau avec marmelades aux fruits cuits, ou bien soupe épaisse, ou bien thé léger avec gâteaux secs et beurre frais, ou bien cacao à l'eau, cacao à l'avoine.

2e *Déjeuner*. — Potage gras ou maigre. Pâte ou purées. Légumes frais sous des formes variées. Salades. Fruits. Dessert.

Goûter. — Riz à l'eau avec marmelade ou fruits, ou bien gâteaux secs, infusion chaude, ou bien crème, beurre frais ; café ou thé à la crème.

Dîner. — Comme à midi.

BIEN MACHER. — MANGER LENTEMENT.

*
* *

Réflexions. — Le régime strictement végétarien, nous l'avons déjà dit, élimine la viande, le poisson, les œufs, le lait. Il ne tolère que le beurre pour la préparation des aliments.

Ce régime a pour principaux avantages d'être aussi *peu toxique que possible*. Il diminue dans l'intestin les phénomènes de *putréfaction* qui augmentent au contraire avec la viande et les œufs et entraînent des troubles fâcheux du côté de l'intestin lui-même, du foie, des reins, de la peau, du système nerveux.

De plus, ce régime introduit dans l'organisme le *moins de purines possible*, le moins d'acide urique, à l'exception toutefois des légumineuses (pois cassés, lentilles, etc.).

En outre, il donne un fort *résidu excrémentitiel*, constitué par la cellulose non digérée et combat ainsi merveilleusement la constipation. C'est le *régime des constipés par excellence*.

Enfin, il est riche en *sels minéraux* dont le *pouvoir alcalinisant* est considérable vis-à-vis des humeurs de l'organisme.

Ces quatre grands avantages du régime végétarien ont été bien mis en lumière par le Dr Paul Le Noir, médecin de l'hôpital Saint-Antoine.

TABLEAU

des indications et contre-indications du régime végétarien

Indications. — 1° Dans les maladies de l'*intestin : l'entéro-colite muco-membraneuse avec constipation*, la *constipation spasmodique.*

2° Dans la *goutte*, l'uricémie, le rhumatisme chronique (exclure les légumineuses, mais permettre le lait et les œufs).

3° Dans le *diabète* en phase *d'acidose marquée* (l'acidémie étant produite par le régime carné excessif.)

4° Dans les affections du foie : congestion, cholémie, lithiase biliaire (régime lacto-végétarien).

5° Dans les affections du rein : lithiase rénale (régime lacto-végétarien.)

6° Chez les cardiaques atteints d'hypertension en même temps que d'une affection rénale : néphrite interstitielle (régime lacto-végétarien.)

7° Chez les névropathes (neurasthénie par auto-intoxication, migraines.)

8° Dans les dermatoses ou toxidermies, *par auto-intoxication, par les aliments ou par les médicaments* : urticaire, érythème polymorphe, papulo-vésiculo-bulleux, érythème noueux, acné, eczéma, furonculose, prurigo, lichen, psoriasis...

Contre-indications. — 1° Dans les affections de l'estomac : gastropathies chroniques avec ulcérations gastriques, sténose cicatricielle du pylore, grandes dilatations gastriques, hyperchlorhydrie marquée.

2° Chez les diabétiques en état d'hyperglycistie et d'hyperglycémie (réduire les hydrates de carbone, surtout les pâtes et les farineux.)

3° Chez les obèses (les hydrates de carbone fournissant les 86,7 p. 100 des graisses de l'organisme, pâtes, légumes secs).

4° Chez les prédisposés à la tuberculose et chez les tuberculeux confirmés.

V. — Division des régimes

Les régimes alimentaires, basés sur la classification des aliments par ordre de digestibilité, ainsi que nous l'avons déjà établie, se réduisent à quatre auxquels nous devons ajouter le *régime végétarien* qui tient le milieu entre le régime ovo-lacté et le régime mixte, et que nous désignerons sous le nom de régime I *bis*.

Ces régimes sont donc :

Régime n° I. — Régime lacté ou ovo-lacté (lait et potages au lait, avec ou sans œuf).

Régime n° I bis. — Régime végétarien. Il peut être *absolu* ou associé au Régime n° I (lacto-végétarien ou lacto-ovo-végétarien), ou associé aux Régimes II et III sans lait ni œuf et constituer ainsi le *Régime végétarien atténué* (avec viandes légères ou rôties).

Régime n° II. — *Régime mixte restreint*, qui, ajouté au Régime n° I, se compose de lait, d'œufs, de purée de pommes de terre, de viandes légères, etc. (voir la classification).

Régime n° III. — *Régime mixte complet*, qui, ajouté aux Régimes I et II, se compose de purées de légumes secs ou de légumes frais, de salades cuites, de viandes rôties, etc.

Régime n° IV ou *Régime d'exclusion.*

Cette division des Régimes, aussi claire que possible, permet de les adapter aux différentes affections de l'estomac et de l'intestin, selon les périodes que ces affections peuvent présenter, depuis la période la plus aiguë jusqu'à la période de guérison en passant par la période d'accalmie ou de convalescence.

Ce qui doit, en effet, guider le médecin dans l'ordonnancement d'un régime alimentaire, c'est la *douleur* qu'éprouve le malade. Oui, c'est la *douleur seule* qui doit régler le régime, et selon l'intensité de cette douleur, aux différentes phases de l'affection gastrique ou intestinale, on prescrira les Régimes n° I, I *bis*, II ou III.

CHAPITRE II

I. — Les dyspeptiques de l'estomac

Parmi les malades qui souffrent de l'estomac, il en est 90 0/0 environ qui ne souffrent que par suite d'un état général névropathique ou psychique ou par suite d'un réflexe dû au retentissement d'un organe malade sur l'estomac : ce sont *les dyspeptiques fonctionnels.* Il en reste donc 10 0/0 seulement qui sont atteints de *dyspepsie gastrique vraie*, révélée par l'examen chimique du suc gastrique après tubage ou repas d'épreuve et due à une affection chronique de l'estomac, gastrite, ou lésion telle que, ulcère de l'estomac ou cancer ; et encore ce que l'on prend pour un ulcère de l'estomac n'est souvent qu'un ulcère du duodénum (Pauchet, d'Amiens). De là deux catégories bien distinctes *: les dyspeptiques vrais ou organopathiques* et *les dyspeptiques fonctionnels.*

Parmi les dyspeptiques vrais, nous distinguerons les deux types cliniques classiques : le type hyperchlorhydrique et le type hypochlorhydrique.

Le type hyperchlorhydrique ou dyspeptique par excès, rentre dans le cadre du *syndrome hypersthénique* caractérisé par : douleurs tardives, régurgitations acides, pyrosis, vomissements mettant fin à une crise douloureuse, hyperchlorhydrie ou hypersécrétion, conservation ou exagération de l'appétit.

Le type hypochlorhydrique ou dyspeptique par défaut, rentre dans le cadre du *syndrome hyposthénique* ou atonique caractérisé par : suppression ou diminution de l'appétit, langue souvent saburrale, pesanteur et ballonnement après les repas, bouffées de chaleur, somnolence, éructations, flatulence, retard dans l'évacuation de l'estomac, clapotage tardif, signes de dilatation atonique, ptoses viscérales, hypochlorhydrie ou anachlorhydrie (Cade, de Lyon).

II. — Les dyspeptiques vrais à type hyperchlorhydrique

La douleur est très vive, et survient ordinairement trois ou quatre heures après le repas. C'est la *douleur tardive* de l'ulcus gastrique, de l'ulcus pylorique ou juxtapylorique (syndrome de Reichmann), de l'ulcus duodénal, ou de la gastrite chronique, ou encore la douleur due à un spasme du pylore, consécutif à une colique hépatique ou provoqué par une hyperacidité gastrique très grande.

Quel régime instituer ?

Le régime qui convient à cette période aiguë est le Régime n° I, ou régime lacté. Nous avons déjà parlé du lait à propos de la suralimentation. Il nous faut y revenir à propos de ces dyspepsies gastriques. Le lait est le régime idéal. Il sera donné à la dose de 2 litres 1/2 par jour, toutes les 2 h. 1/2, en six prises environ, de façon à laisser au malade huit heures de repos et de sommeil. Chaque prise de lait sera de 400 cmc., soit la valeur d'un bol, bu à petite gorgée en dix ou quinze minutes. Il sera bu, bouilli, chaud ou froid, ou cru et légèrement chauffé, au gré du malade. On peut le sucrer pour augmenter sa valeur énergétique. On peut le couper avec de l'eau de chaux (50 gr. à 100 gr. par litre) ou une eau indifférente (Alet, Evian, Vittel, Contrexéville, Alliot).

On se gardera bien de le couper avec de l'eau de Vichy ou de l'eau de Vals, qui risquent d'exagérer la sécrétion chlorhydrique (A. Mathieu).

Le lait est-il mal toléré ? On peut l'additionner de 4 à 5 gr. de citrate de soude par litre. On peut encore le couper avec une solution de lab-lacto-ferment : on fait dissoudre une cuiller à soupe de cette poudre dans un peu d'eau bouillie froide, on attend que l'effervescence ait disparu, et on ajoute le lait froid ou tiède.

Si le lait produit de la fermentation lactique qui augmente les souffrances du malade, on peut le donner, à l'exemple de Bourget de Lausanne, sous forme de potages au lait avec ou sans œuf et de l'eau en boisson. Le lait provoque-t-il de la diarrhée ? On y remédiera au moyen de la *craie préparée*, à la dose de deux à trois cuillers à café par jour, soit dans un peu d'eau, soit dans un peu de lait.

Si, malgré tout, le lait est difficilement supporté, on peut prescrire le lait homogénéisé Lepelletier. On se gardera bien de donner à ces malades du kéfir ou de l'yoghourt.

Une petite recommandation à faire au malade est de se laver soigneusement la bouche, après chaque tasse de lait, avec un peu d'eau alcaline ou d'eau de Vichy pour éviter les fermentations buccales.

Au fur et à mesure que l'amélioration se produit, le régime lacté, très strict au début, pendant dix, quinze ou vingt jours, selon les cas, doit être modifié progressivement et élargi. On ajoutera successivement des potages au lait avec tapioca, des farines de céréales, du riz, des pâtes, des soufflés, des puddings, des œufs à la coque peu cuits ou brouillés au lait, ou pochés.

Tel est le régime de la *période très douloureuse* de la dyspepsie organopathique à type hyperchlorhydrique.

On passera ensuite au *régime lacto-végétarien*, avec des purées de pommes de terre bien farineuses, ou des pommes de terre cuites à l'eau ou au four, des purées de carottes, des fruits cuits, des biscottes ou du pain grillé. Le pain et les féculents sont, en général, mal supportés.

Puis on arrivera au Régime n° II et progressivement au Régime n° III. La quantité de viande ne dépassera pas 100 gr. par jour. Un ulcéreux guéri, s'il veut arriver à se débarrasser de son hyperchlorhydrie, devra même s'abstenir du régime carné, qui excite beaucoup la sécrétion gastrique.

La boisson permise aux repas est le lait. Mais quand la dose de lait sera réduite à un litre, on pourra permettre les infusions chaudes de tilleul, de fleurs de camomille, de feuilles d'oranger, pas très chaudes, car elles exciteraient la sécrétion gastrique. On peut encore prescrire de l'eau d'Evian, d'Alet, d'Alliot avec de la bière de Malt ou du jus de raisins non fermenté.

A la période de guérison, on prescrira au malade le Régime n° IV ou d'exclusion qui devra être suivi pendant très longtemps.

Il sera bon de recommander aux malades de saler peu les aliments, de mâcher aussi parfaitement que possible, et si des dents manquent, de les faire remplacer par un dentier, ou d'y suppléer par un masticateur de table.

Nous rappelons, pour mémoire, *le traitement médicamenteux* au moment des douleurs. Celles-ci sont généralement supprimées par l'ingestion du lait. Si elles reparaissent une heure et demie ou deux heures après, on donnera, par doses fractionnées et répétées, une quantité de poudre alcaline suffisante, par exemple par demie ou par petite cuiller à café du mélange (bicarbonate de soude, magnésie calcinée et craie préparée, ââ 20 gr.). La douleur mesure la quantité d'alcalin qu'on doit employer. On peut encore prescrire le carbonate de bismuth à la dose de 10 grammes matin et soir.

Menu type d'un dyspeptique hyperchlorhydrique, atteint de douleurs tardives (ulcus gastrique ou lithiase biliaire, gastrite chronique) en voie d'amélioration après le régime ovo-lacté et ovo-lacto-végétarien (ce menu répond au Régime n° II).

PETIT DÉJEUNER DU MATIN.

Un bol de lait sucré, avec un peu de café ; biscottes peu salées et beurrées.

Déjeuner de midi.

Potage au lait avec crème de blé vert.
Cervelle de mouton.
Purée de pommes de terre au lait.
Crème renversée.
Petit suisse à la crème.

Gouter de 4 heures.

Un bol de lait sucré avec biscuits secs.

Diner de 7 heures.

Potage au bouillon de légumes et pâtes d'Italie.
Deux œufs brouillés au lait.
Nouilles.
Pudding au riz.
Fromage à la crème.
Boisson : Lait coupé d'Eau d'Alet, d'Evian ou de Plombières-Alliot.
Infusion chaude de tilleul après le repas.
Biscottes peu salées.

III. — Les dyspeptiques vrais à type hypochlorhydrique

Réflexions sur le chimisme gastrique. — Le dyspeptique, a dit Lasègue, n'est dyspeptique qu'à la condition de souffrir et de se plaindre. Mais il peut ne pas souffrir et éprouver cependant une perversion digestive habituelle, que celle-ci soit liée à une organopathie gastrique ou qu'elle en soit indépendante, comme dans le cas d'une dyspepsie fonctionnelle.

Parmi les dyspeptiques vrais de l'estomac, il y a donc ceux qui souffrent réellement de l'estomac et ceux qui digèrent mal sans souffrir. Les premiers sont les *hyperchlorhydriques* : la douleur qu'ils éprouvent nous a servi de guide pour régler leur régime. Les seconds sont les *hypochlorhydriques :* chez eux, la douleur est moins marquée, soit qu'elle existe aussitôt le repas sous forme de pesanteur, de ballonnement, de flatulence, de gêne en un mot, soit qu'elle existe deux ou trois heures après le repas, ressemblant à la douleur tardive de l'hyperchlorhydrique, mais due en réalité à une hyperacidité de fermentation.

Toute la difficulté est de savoir si on se trouve en présence d'un organopathique, atteint d'une lésion qui évolue, ou d'un fonctionnel. Le laboratoire vient alors en aide à la clinique. Soupçonne-t-on une gastrique chronique, un cancer, un ulcus, l'étude du chimisme gastrique, l'examen coprologique, l'examen radioscopique, la recherche du pouvoir antitryptique du sérum sanguin (MM. J.-Ch. Roux et Savignac), fourniront d'utiles renseignements.

Sans vouloir exiger *du chimisme gastrique* plus qu'il ne peut donner, comme d'établir par des chiffres la mesure exacte d'une dyspepsie, nous devons cependant y avoir recours dans les cas difficiles où la clinique est hésitante. Nous savons tous que ce chimisme peut présenter les plus grandes variations, même chez des individus normaux en apparence. Nous savons aussi que l'hypochlorhydrie pas plus que l'hyperchlorhydrie est loin d'être pathognomonique d'une organopathie, mais l'hypochlorhydrie a une grande valeur diagnostique en faveur d'un cancer quand elle s'accompagne d'un excès d'acide lactique, de stase le matin à jeun, et de sang dans les fèces.

Le dyspeptique est atteint de douleurs tardives : le chimisme nous révèle une sécrétion gastrique riche en HCl libre ou combiné. Le régime que nous avons exposé précédemment, joint à l'action calmante des alcalins à haute dose, arrivera à modérer son hyperchlorhydrie et à supprimer peu à peu les troubles morbides qui en dépendent.

Le chimisme nous révèle, au contraire, une insuffisance chlorhydrique notable. Les douleurs tardives en pareil cas, sont dues vraisemblablement à une hyperacidité de fermentation. Ce n'est plus à l'action calmante des alcalins qu'il faudra avoir recours, mais à l'action du suc gastrique lui-même, à la *gastérine*, ainsi que MM. Albert Mathieu et Laboulais l'ont nettement établi, à la dose de 60 à 125 gr. par jour et même davantage.

*
* *

Dans ce groupe de dyspeptiques, *à type hypochlorhydrique*, l'insuffisance de la *motricité* s'ajoute ordinairement à l'insuffisance de la *sécrétion*. Pour peu que se manifestent des troubles sensitifs plus ou moins accentués, en rapport avec leur nervosisme, ces malades peuvent être confondus avec les dyspeptiques fonctionnels. C'est qu'en effet, on peut observer tous les degrés, depuis *l'atonie la plus simple* de la dyspepsie sensitivo-motrice avec hypochlorhydrie légère ou même accentuée jusqu'à la *grande dilatation ou dilatation permanente*. Comme le dit M. A. Mathieu, un même malade peut aller du premier au dernier degré par une aggravation continue de sa dyspepsie, si un régime alimentaire convenable n'intervient pas à temps pour faire faire machine en arrière et amener la guérison.

Quoi qu'il en soit, qu'il s'agisse d'une gastrite chronique, arrivée à une certaine période de son évolution après avoir passé par une phase d'hyperchlorhydrie, ou qu'il s'agisse du cancer d'une des faces de l'estomac, greffé sur un ulcus (ulcéro-cancer), si nous sommes en présence d'une insuffisance de la sécrétion gastrique avec hypochlorhydrie, en même temps que d'une insuffisance de la motricité du muscle gastrique, accompagnée d'un degré plus ou moins prononcé de dilatation de l'estomac, avec plus ou moins de tendance à la stase du liquide le matin à jeun, *dans ces différents cas, le régime alimentaire* sera à peu près le même avec quelques variantes selon la présence ou l'absence de douleur éprouvée par le malade. D'une façon générale, ce régime est *l'opposé* du régime de l'hyperchlorhydrie : il aura essentiellement pour but de combattre l'insuffisance de la sécrétion chlorhydrique et de faciliter l'évacuation de l'estomac.

En premier lieu, pour remédier à l'insuffisance chlorhydropeptique, le régime devra comprendre des aliments de digestion très facile,parmi les régimes I, II et III: par exemple, des œufs peu cuits, des bouillies de céréales épaisses, des purées de légumes décortiqués bien cuites, des cervelles, des ris de veau, de la viande crue pulpée ou de la viande cuite finement hâchée.

Dans certains cas graves, l'aliment devra être suffisamment nourrissant sous un petit volume et fréquemment renouvelé, sous forme de petits repas plus ou moins espacés, toutes les 2 h. 1/2 ou 3 heures.

En cela, le régime de l'hypochlorhydrique ressemble à celui de l'hyperchlorhydrique. Il présente quelques différences : *le lait*, par exemple, ne sera pas donné sous forme liquide et selon le degré de dilatation observée, les potages, les soupes trop liquides, la boisson même pendant les repas seront supprimés. On fera boire chaud de préférence après le repas, ou une heure avant, comme le conseille Fiessinger. Les aliments seront un peu plus salés. Les substances grasses devront être bannies, viande grasse et poisson gras. Le beurre sera en moindre quantité, et même supprimé. Les substances fermentescibles qui pourraient donner lieu à de l'hyperacidité de fermentation, tels que les mets sucrés, et les féculents, seront notablement diminuées. On insistera tout particulièrement sur le régime IV ou d'exclusion. Toutefois, dans le but d'exciter la sécrétion chlorhydrique, quelques auteurs, Bickel, Marcel Labbé permettent quelques épices, quelques condiments, du jus de citron, à la condition de ne pas irriter la muqueuse gastrique. Dans le même ordre d'idées, on n'oubliera pas que l'extrait de viande, le jus de viande, la poudre de viande, la somatose, le képhir, le yoghourt, les épinards, sont des excitants de la sécrétion chlorhydrique.

On remédiera encore à l'insuffisance chlorhydropeptique en donnant les alcalins à petite dose avant les repas, et on donnera, après les repas, soit de la *gastérine*, comme nous avons déjà dit, ou de l'*acide chlorhydrique*, quand l'hypochlorhydrie, par exemple, s'accompagne de *diarrhée chronique*.

Voici la formule de M. A. Mathieu :

Solution : acide chlorhydrique	....	20 grammes
— Eau distillée	....	180 —

Solution au 1/10e. Chaque cuiller à café de 5 grammes renferme 0 gr. 50 c. deHCl. A prendre une ou deux cuillers à café dans un demi verre d'eau albumineuse, préparée à l'avance (un blanc d'œuf pour un verre d'eau).

En second lieu, pour faciliter l'évacuation gastrique en même temps que la digestion, le malade devra s'allonger sur une chaise-longue, sur le côté droit pendant vingt à trente minutes après les repas, et absorber à ce moment par gorgée une tasse à thé d'infusion chaude de tilleul ou de fleurs de camomille (Alfred Martinet).

Menu type d'un dyspeptique vrai hypochlorhydrique (avec dilatation d'estomac et tendance à la diarrhée)

Petit déjeuner du matin, 7 heures :

Une tasse de thé peu sucré.
Un ou deux œufs à la coque peu cuits
Biscottes salées et beurre frais.

A 10 heures :

Une bouteille de Képhir n° 3 (250 gr.).

Déjeuner de midi :

Soufflé de volaille.
Purée de légumes frais.
Gâteau de riz.
Gelée de myrtiles et biscuits secs.

Gouter de 4 heures :

Une bouteille de Képhir, n° 3 (250 gr.).

Diner de 7 heures.

Truite de rivière au court bouillon.
Une côtelette de mouton grillée.
Riz à l'eau.
Gelée de coings et biscuits secs.
Biscottes salées.

Boisson :

Avant le repas : une heure avant, 200 gr. d'eau de Vichy (Grande-Grille) tiédie au bain-marie.

Pendant : ne pas boire.

Après : une infusion chaude de tilleul ou de fleurs de camomille, ou de verveine.

*
* *

Recette du Soufflé de volaille, de poisson ou de jambon (pour deux personnes)

Pour faire un soufflé de *volaille*, de *poisson* ou de *jambon*, on prend 100 gr. de blanc de poulet rôti, (la valeur d'une bonne aile de poulet), qu'on divise finement, ou 100 gr. de jambon maigre cuit, pilé au mortier et passé au tamis, ou 100 gr. de poisson de mer maigre (merlan, barbue, turbot, sole, cabillaud) bouilli à l'eau légèrement salée.

On écrase trois pommes de terre cuites à l'eau, bien farineuses, on mélange avec volaille, ou poisson, ou jambon, on ajoute très peu de muscade, et du lait chaud, quantité suffisante pour faire une pâte épaisse, un ou deux jaunes d'œufs frais bien délayés, un blanc d'œuf bien fouetté en neige.

On met dans un plat beurré légèrement et on fait cuire soit au bain-marie, soit au four pendant 20 à 30 minutes (à servir sans sauce).

IV. — Sténose pylorique

En présence d'une *sténose très serrée du pylore*, due à un ulcus pylorique ou juxta-pylorique, ou à un néoplasme voisin, toute alimentation devenant impossible, seule l'intervention chirurgicale sera jugée nécessaire.

En présence *d'une sténose incomplète*, s'accompagnant de stase le matin à jeun, le tubage permettra d'évacuer d'abord le liquide et de faire ensuite un gavage à la sonde avec 60 ou 100 grammes de poudre de viande délayée dans 300 ou 400 grammes de lait bouilli froid. On aura soin de faire au préalable une injection sous-cutanée de sérum artificiel, ainsi que le recommande M. Mathieu. Dans la journée, potages au lait, ou œufs délayés dans des potages ou des bouillies. Dès que l'amélioration se produit, six petits repas par jour, toutes les 2 h. 1/2, composés d'œufs peu cuits ou de jaunes d'œufs battus dans un peu de lait, des potages ou des bouillies au lait très épais, de la viande crue pulpée, ou de la viande cuite hâchée, des crêmes cuites. On ajoutera au régime trois bouteilles de képhir de 250 grammes chacune, dans la journée.

V. — Les Dyspeptiques fonctionnels

Dans les deux paragraphes précédents, nous avons considéré les dyspeptiques vrais de l'estomac ou organopathiques sous deux aspects cliniques différents, le type hyperchlorhydrique et le type hypochlorhydrique.

Il convient d'ajouter maintenant *les dyspeptiques fonctionnels*, malades qui souffrent de l'estomac ou digèrent mal, soit par suite d'un mauvais état général, ou d'un état névropathique ou psychique, soit par suite d'un réflexe dû au retentissement d'un organe malade sur l'estomac, soit enfin par suite d'une mauvaise hygiène. Ces malades représentent à peu près, nous l'avons dit, les 90% des dyspeptiques de l'estomac. Leur chimisme gastrique est très variable : il peut affecter les deux formes observées chez les organopathiques. Dans les cas difficiles, il sera bon d'y avoir recours, sans négliger les autres moyens d'investigation, pour éliminer le diagnostic d'une lésion organique. L'étude approfondie du malade, l'examen détaillé de tous les organes *a capite ad calcem*, feront qu'après avoir écarté le diagnostic d'une lésion organique, cancer, ulcus, gastrite chronique, sténose du pylore, on se trouve en présence soit d'une dyspepsie nerveuse,soit d'une dyspepsie réflexe,soit d'une dyspepsie par mauvaise hygiène. Toutefois, il sera bon de ne pas oublier qu'une lésion gastrique peut se trouver masquée par une dyspepsie fonctionnelle en apparence, qu'un ulcus par exemple peut évoluer chez un névropathe et faire songer à une dyspepsie nerveuse. Sans nous étendre davantage sur ses considérations, nous allons nous contenter d'établir le tableau des dyspepsies fonctionnelles. Qu'il nous suffise d'ajouter que dans les différents cas, il faudra, pour établir le régime, se baser sur l'intensité de la douleur, éprouvée par le malade, et prescrire soit le régime n° 1, soit le 1 bis, le 2 ou le 3. Le régime n° 4 ou d'exclusion doit dominer dans la prescription. Selon que le malade est hyperchlorhydrique ou hypochlorhydrique, les régimes précédents pouront servir de modèles.

*
* *

TABLEAU
des Dyspepsies gastriques fonctionnelles

I. Dyspepsies réflexes provoquées par un organe digestif malade autre que l'estomac.

Bouche et rhino-pharynx : *septicité bucco-dentaire* (pyorrhée alvéolaire. carie, infections gingivales, stomabites.) rhinites, amygdalites, adénoidites chroniques, (déglutition de produits septiques).

Intestin : Constipation. Occlusion chronique.

Appendicite chronique (dyspepsie à type hyposthénique, la plus fréquente). Entéroptose.

Foie : Congestion du foie, cholémie familiale, cancer, cirrhoses (Dyspepsie à type hyposthénique). Lithiase biliaire (toutes les modalités dyspeptiques sont possibles : atonie, hypersthénie, syndrome pylorique.)

Pancréas : Pancréatite chronique, néoplasme, kyste, calcul.

Paroi abdominale : hernie de la ligne blanche, hernie épigastrique (état dyspeptique imprécis pouvant faire penser à une dyspepsie neurasthénique, à une gastralgie névropathique, et une crise gastrique du tabes, à un ulcus ou à un cancer — coexistence possible avec une gastropathie organique); hernie inguinale, crurale.

II — Dyspepsies reflexes provoquées par un organe malade autre qu'un organe digestif.

Cœur : a) *Cardiopathie mitrale.* (Dyspepsie à type hyposthénique)

b) *Cardiopathie aortique* (insuffisance aortique, hypertension artérielle, artério-sclérose).

Accès de gastralgie très douloureux, pouvant en imposer quelquefois pour des accès d'angor pectoris.

Poumons : Tuberculose pulmonaire. (Au début syndrome hypersthénique avec hyperchlorhydrie; plus tard syndrome hyposthénique avec hypochlorhydrie).

Organes génito-urinaires :

a) *Reins* : insuffisance rénale, néphrites graves (hypochlorhydrie).

Rétention chlorurée (hyperchlorhydrie).

Mal de Bright (urémie gastrique.)

b) *vessie* : Les urinaires (rétrécis, prostatiques), cystites. (syndrome dyspeptique de Guyon).

c) *Organes génitaux de la femme* : affections utéro-ovariennes, métrite, annexite, salpingite, grossesse (vomissements).

III. — Dyspepsies réflexes provoquées par l'état général.

Infectieux : a) état dyspeptique consécutif à une maladie infectieuse (f. thyphoïde, grippe, f. éruptive).

b) Infection chronique (syphilis, paludisme).

Toxique: Intoxication chronique (tabagisme, saturnisme — douleurs à type gastralgique).

Cachectique: Etat cachectique, dû à un cancer situé en dehors des voies digestives.

Anémie, chlorose.

Dyscrasique ou diathésique.

Arthritiques, rhumatisants, goutteux.

Névropathique.

a) Psycho-névrose (hystérie, mélancolie).

b) Psychose (hyponchondrie, mélancolie).

c) Affection organique cérébrale (Paralysie générale) ou médullaire, crises gastriques).

IV. — Dyspepsies provoquées par une mauvaise hygiène.

1° *de l'estomac :* brièveté et irrégularité des repas, boissons trop abondantes, alimentation grossière trop copieuse, mauvaise mastication, ingestions irritantes (alcool, épices), abus des médicaments ou des eaux minérales:

2° *de l'Etat général :* confinement, sédentarité, excès génitaux, surmenage, chagrins, soucis.

*
* *

Règles générales d'une bonne hygiène alimentaire.

Dans la prescription d'un régime alimentaire, il faut tenir compte non seulement de la quantité et de la qualité des aliments prescrits, mais encore de la manière d'organiser les repas, de manger et de digérer. Les règles générales d'une bonne hygiène alimentaire sont :

Faire trois ou quatre repas par jour, deux grands et un ou deux petits; manger à des heures fixes, convenablement espacées (par exemple de 7 à 8 heures du matin, à midi, de 4 à 5 heures de l'après-midi, et de 7 à 8 heures du soir; prendre ses repas dans une pièce bien aérée, bien éclairée, où il ne fait ni trop chaud ni trop froid ; il faut être convenablement assis. Les petits repas seront de quinze minutes. Manger lentement, mastiquer avec soin; si les dents sont mauvaises, on commencera par les faire soigner ou par ordonner un dentier. Boire peu en mangeant, principalement au début du repas ; boire de préférence à la fin du repas, ne pas boire d'eau gazeuse, d'eau de seltz. Se laver la bouche avec soin et même se brosser les dents à la fin des repas.

Après le repas, se reposer, allongé sur une chaise longue, le dos appuyé, lisant ou causant, mais sans travailler ni dormir, Ce repos doit durer au moins une demi-heure, et c'est seulement ensuite que l'on peut courir à ses affaires ou se remettre au travail. (Marcel Labbé.)

*
* *

Menu type d'un dyspeptique fonctionnel (1).

PETIT DÉJEUNER (de 7 à 8 heures).

On donnera au choix :

a) Lait chaud, une grande tasse additionnée de café ou de thé, sucré, avec un peu de pain grillé beurré ou des gâteaux secs.

b) un œuf à la coque avec une demi tasse de thé léger chaud sucré et un peu de pain grillé ou des gâteaux secs.

c) Potage au lait, assez léger, aux pâtes, au tapioca, à la semoule, à la biscotte.

DÉJEUNER (de 11 heures ou de midi).

Premier plat. Un ou deux œufs à la coque ou brouillés et préparés à la crème ou au jus.

Second plat. 100 à 150 grammes de viande. On choisira parmi les mets suivants :

(1) Tiré du livre « Le régime alimentaire », de M. A. Mathieu.

Filet rôti ou grillé ; côtelette de mouton; gigot rôti ou cuit à l'étuvée; poulet rôti, faisan, perdreau; jambon, cru de préférence; ris de veau frit; cervelles bouillies; sole ou merlan frits; barbue, turbot bouillis, avec une sauce très simple, à la crême, à la fécule et au jeune d'œuf. Brochet ou perche au court bouillon.

Troisième plat. Purée de pommes de terre au lait ou au bouillon ; choux fleurs en purée ; purée de pois, de lentille, de haricots ; purée de châtaignes ; purée de julienne ; purée de carottes, de céleri, d'artichauds ; épinards au lait ou au jus ; chicorée, laitue cuite, au lait ou au jus ; petits pois à la crême ; salsifis, scorsonères, crônes, topinambourgs.

Entremets. Entremets aux œufs, peu sucrés.

Desserts. Fromage blanc, fromages d'odeur modérée, fruits cuits, en compote ou en marmelade, gâteaux secs peu sucrés. Pas de pâtisserie grasse, pas de sucrerie, pas de glaces.

Pas de fruits secs, de fruits à amandes (noix, noisettes). Prunes bien mûres, pêches, raisins.

Boissons. Vin blanc, bière, infusions chaudes ou eaux naturelles.

Le vin blanc et la bière seront coupés pour les 2/3 d'une eau de table indifférente (Alet, Evian, Alliot).

Pain ordinaire. 60 grammes environ, ou biscottes, ou longuets.

DINER (de 7 ou 8 heures).

(Comme au déjeuner de midi, mais un peu moins copieux sous le rapport de la viande).

DEUXIÈME PARTIE

Le Régime dans les Affections de l'intestin

CHAPITRE PREMIER

I. — Principes physiologiques

Le régime alimentaire dans les affections de l'intestin est un des chapitres les plus difficiles, les plus complexes de la diététique. Nous avons établi qu'en présence d'une affection de l'estomac, c'est surtout la qualité physique de l'aliment, une *divisibilité parfaite*, qui doit prédominer. Mais en présence d'une affection de l'intestin, c'est la *qualité chimique* qui prime tout, et cette qualité principale doit être l'absence de *graisse* dans les aliments. Le travail de l'intestin n'est-il pas un véritable travail chimique ? L'intestin n'est-il pas un vaste laboratoire, où, par une série de transformations successives, les aliments fourniront à l'organisme les parties nutritives dont il a besoin pour les exigences de la vie ?

En quoi consiste donc ce travail chimique ? Il est bon de l'avoir présent à l'esprit, pour bien comprendre la façon d'ordonnancer un régime dans une affection intestinale.

Nous ne saurions mieux faire, pour cela, que de résumer très brièvement la belle leçon qu'a faite récemment à l'hôpital Saint-Antoine, dans le service de M. Albert Mathieu, un de ses élèves, le Dr Goiffon. Cette leçon avait pour titre : *De la digestion dans l'intestin.*

Dans quel état l'estomac livre-t-il son contenu à l'intestin, après un repas composé de pain, de viande crue, de pomme de terre, de lait, comme dans le régime d'épreuve de Schmidt (de Halle) ?

Si la digestion gastrique est suffisante, le tissu conjonctif de la viande est complètement dissous, les fibres musculaires sont en grand nombre à peine attaquées, les fragments de pommes de terre, imbibés d'acide chlorhydrique sont intacts, car les pommes de terre contiennent de l'amidon en général inattaqué. Le pain est assez bien divisé en bouillie, les grumeaux de caséine du lait passent intacts, et les graisses sont en liberté. Voilà pour les *solides*. Quant aux *liquides*, livrés par l'estomac, ce sont le suc gastrique, l'acide chlorhydrique, la salive déglutie, les sucres, la saccharose, la lactose du lait, les substances albuminoïdes arrivées au stade peptone.

Le CHYME GASTRIQUE, *grâce à son acidité*, provoque au contact de la muqueuse duodénale, plusieurs actes importants :

1° *La fermeture du pylore*, ce qui explique pourquoi les hyperchlorhydriques qui évacuent un chyme trop acide à la fin de leur digestion gastrique ont leur pylore contracturé et douloureux, pourquoi aussi l'administration convenable d'alcalins hâte l'évacuation du contenu gastrique.

2° *Le déclanchement de la sécrétion pancréatique* ; il en résulte qu'en augmentant l'activité sécrétoire de l'estomac, ou en lui donnant une acidité qui lui manque, on augmente la sécrétion pancréatique.

L'acide chlorhydrique cependant n'est pas seul à provoquer la sécrétion pancréatique au contact de la muqueuse duodénale. Chez les hypochlorhydriques, l'acide chlorhydrique n'étant plus là pour fermer le pylore, un peu de suc duodénal pénètre dans l'estomac. Il se forme alors des acides gras aux dépens des graisses, et ces acides gras suffisent pour déclancher le mécanisme excito-sécrétoire de la glande pancréatique, à leur passage dans le duodénum.

3° *La sécrétion biliaire.* Outre l'action des acides sur la muqueuse duodénale pour provoquer cette sécrétion, il y a aussi celle des graisses, ce qui explique l'emploi de l'huile pour exciter la sécrétion biliaire, au même titre que la cholestérine, ou que la bile elle-même.

4° *La sécrétion d'un ferment, propre au duodénum, l'enté-*

rokinase, qui complète la trypsine pancréatique, en se combinant avec elle.

Quels sont maintenant les ferments qui concourent à la digestion intestinale, et comment se comportent-ils à l'égard des aliments ?

Le suc pancréatique en renferme trois principaux : *la trypsine*, l'*amylase* et la *lipase*.

La trypsine ne digère l'albumine qu'en présence de l'entérokinase duodénale. Elle la digère complètement, et la désagrège jusqu'à ses derniers éléments, *les acides aminés*, seuls absorbables par la muqueuse intestinale. Aussi n'en trouve-t-on point dans les selles, même en cas de diarrhée, à moins qu'il ne s'agisse d'une lienterie aiguë ! En dehors de ce cas, si on en constate la présence dans les fèces, il faut songer à une lésion, à une plaie intestinale laissant suinter les liquides albumineux.

L'amylase digère l'amidon et le transforme en maltose et en glucose, sucres directement assimilables. Son pouvoir digestif est intense sur l'amidon libre, bien cuit, dont le grain, organisé en couches concentriques, est brisé ; il est moindre et même nul sur l'amidon des cellules de farineux, à cause de la couche cellulosique qui le protège contre son attaque. Ceci explique pourquoi certains entéritiques ne peuvent supporter les lentilles, les fèves, les haricots, et sont atteints de l'affection que Schmidt a décrite sous le nom de *Dyspepsie intestinale fermentative*, et supportent mieux la pomme de terre dont la cellulose est moins dure, mieux encore le riz et très bien les nouilles, le macaroni, le sagou, le vermicelle.

La lipase dédouble les graisses en les transformant en acides gras et en glycérine.

Le suc intestinal renferme des ferments qui lui sont propres : *l'invertine* qui transforme la saccharose en glucose et en levulose ; *la maltase* qui transforme la maltose en glucose ; *la lactase* qui transforme le lactose en glucose et galactose.

L'intestin des enfants possède toujours ce dernier ferment, mais l'intestin d'adultes peut ne pas le sécréter, ce qui, d'après Schmidt, expliquerait les diarrhées tenaces à la suite d'ingestion de lait. Le suc intestinal renferme encore l'*érepsine*, ferment protéolytique secrété en assez grande abondance, qui ne s'attaque qu'aux albumines déjà dégradées et agit d'une façon remarquable sur les albumines, arrivées au stade peptones, en les transformant *en acides aminés*. Chose digne de remarque : le suc gastrique ne peut pousser la digestion des albuminoïdes au-delà des peptones, le suc pancréatique peut le faire, mais à partir des peptones jusqu'aux acides aminés, son action est de plus en plus lente. L'érepsine au contraire reprend le travail où les autres l'ont laissé et l'achève d'un coup.

Les substances albuminoïdes ne sont donc assimilables que si elles sont réduites à l'état d'acides aminés qui pénètrent par osmose à travers la muqueuse intestinale. On ne doit donc accorder qu'une médiocre confiance aux lavements soi-disant alimentaires, lait, œufs, peptones mêmes, qui ne font que pourrir dans l'intestin. Il n'en est pas de même des produits de la digestion de l'albumine au contact d'extraits de pancréas qui, injectés dans le rectum, ont donné des résultats favorables.

Les graisses, pour être utilisées, nécessitent une digestion en deux étapes : la première est leur dédoublement en acides gras et en glycérine, elle est due à la lipase pancréatique ; la seconde est la solubilisation des acides gras par la bile, rendant possible leur absorption par la muqueuse : si le pancréas ne fonctionne pas, la lipase n'étant plus là pour dédoubler les graisses neutres, les corps gras vont rester intacts, et se retrouveront dans les selles.

Si la bile n'arrive plus, au duodénum, le pancréas agira bien sur les graisses, les dédoublera, mais les acides gras ne pourront être résorbés, la bile n'étant pas là pour les solubiliser. On les trouvera dans les matières sous forme de gouttelettes ou d'aiguilles, d'acides gras, ou sous forme de savons.

Enfin, que les deux sécrétions, pancréatique et biliaire fassent défaut simultanément, la graisse non dédoublée sera retrouvée intacte dans les fèces.

L'amidon se transforme en glucose et est ordinairement bien digéré quand il est ingéré sous une forme pure, amorphe, très cuite. Mais ordinairement il pénètre dans l'intestin sous deux aspects, voir sous forme de grain d'amidon ovoïde en couches concentriques isolées les unes des autres, par une fine pellicule cellulosique qui, ainsi que le fait remarquer Schmidt, oppose une résistance à l'action de la diastase intestinale, soit sous forme de grain d'amidon renfermé dans la coque cellulosique épaisse de la cellule de la pomme de terre ou de farineux, de sorte qu'il arrive souvent intact dans le cœcum. Ce n'est qu'à ce niveau, que se fait la digestion de la cellulose et, chose digne de remarque, c'est à ce niveau que la prolifération microbienne est la plus abondante, formée en grande partie de saccharolytes. La cellulose entre dans les régimes thérapeutiques en vue de fournir un milieu favorable à la pullulation saccharolytique qui, par les acides gras qu'elle produit, est un des meilleurs excitants du péristaltisme intestinal. En outre, la prolifération des bactéries saccharolytes entrave celle des bactéries de la putréfaction des substances albuminoïdes, ce qui explique le régime des désintoxication intestinale par l'emploi des hydrates de carbone...

Ces notions préliminaires sont importantes à connaître pour faciliter l'*examen coprologique* que tout praticien doit savoir faire lui-même, après l'administration d'*un repas d'épreuve*, afin d'être bien fixé sur la nature de l'affection intestinale en présence de laquelle il se trouve, et afin de pouvoir établir un régime alimentaire convenable.

II. — Repas d'épreuve et examen coprologique (1)

Si les données cliniques suffisent souvent à régler logiquement le régime alimentaire, il arrive quelquefois qu'on ne peut le faire sans avoir recours aux notions fournies par l'examen coprologique.

Cet examen peut être fait de deux façons : soit en laissant le malade à son régime habituel (et on se rend ainsi compte à quel point ce régime lui convient), soit après lui avoir fait suivre un régime d'épreuve.

Dans sa plus grande simplicité, ce régime comprend de la viande crue, des pommes de terre, du beurre et quelques aliments facilement digestibles.

MM. A. Mathieu, J.-Ch. Roux et Goiffon le prescrivent de la façon suivante :

Le matin : un potage de crême d'avoine préparé au lait.

A midi : 75 grammes à 100 grammes de viande de bœuf hachée et très superficiellement grillée ou passée à la poële.

150 grammes de purée de pommes de terre passée au lait (une assiettée environ).

Fromage peu fait.

Gelée de fruits, pommes, coing, etc.

Biscottes, gâteaux secs.

Infusions chaudes sucrées, de l'eau ou du vin blanc étendu d'eau.

A 5 heures : à volonté, thé très léger au lait et biscotte.

Le soir (au dîner) : potage de crême d'avoine au lait.

---

(1) Nous devons ces quelques notes à l'obligeance du **Dr Goiffon**, attaché au laboratoire de **M.** Albert Mathieu, médecin de l'hôpital Saint-Antoine.

75 grammes de bœuf comme à midi.

150 grammes de purée de pommes de terre au lait.

Fromage peu fait.

Gelées, biscottes, boisson (comme à midi).

Ce régime d'épreuve est à suivre pendant trois jours, et ce n'est que le quatrième jour qu'on pratique l'examen coprologique.

Il est facile, dès lors, de suivre le sort des aliments dans les selles.

A L'ÉTAT NORMAL, on n'y trouve sous le microscope que de *rares fibres musculaires à demi détruites*, et des savons de chaux.

L'apparition en quantité notable d'autres éléments est *pathologique*.

Si nous triturons et diluons cette selle au mortier, si nous étendons la solution ainsi obtenue dans une cuvette, nous pouvons apercevoir à l'œil nu : des *paquets de tissu conjonctif*, signe certain *d'insuffisance gastrique*, des *fragments de pommes de terre*, échappés à la *digestion cœcale de la cellulose et de l'amidon*, plus rarement de *petits faisceaux de tissu musculaire*, mal dissociés dans l'estomac et mal digérés dans l'intestin grêle. Enfin, nous pouvons observer des ilots plus ou moins grands de *mucus*, pathognomonique d'entéro-colite.

AU MICROSCOPE, la présence de fibres musculaires plus ou moins intactes et abondantes, démontre que le suc pancréatique ne les a pas attaquées : il existe donc *une insuffisance pancréatique*. Si l'on trouve des cellules rondes de pommes de terre, encore pleines d'amidon, c'est que la *digestion cœcale* a été insuffisante. Enfin, la présence *de globules de graisse ou d'aiguilles d'acides gras* montre par leur abondance *l'insuffisance du pancréas et du foie*.

Quelques réactions suffisent le plus souvent pour compléter l'examen sans qu'il soit toujours nécessaire de se livrer à des *dosages plus précis*.

La réaction au papier de tournesol, si elle est *acide*, indique la tendance aux *fermentations intestinales hydrocarbonées* ; si elle est *alcaline*, la tendance aux *putréfactions*.

La réaction des selles avec le *sublimé*, révélant la présence et la nature des pigments biliaires, terminera l'examen. *Les grands types coprologiques* peuvent être ainsi déterminés, comportant une sanction particulière au sujet de la diététique :

1° *La selle de dyspepsie fermentative*, jaune, mousseuse, d'odeur et de réaction acide, renfermant des hydrates de carbone non digérés, nécessitera la suppression des hydrates de carbone dans l'alimentation jusqu'à la guérison des troubles observés.

2° *La selle de putréfaction*, brun foncée, pâteuse, fétide, alcaline, renfermant souvent du *mucus*, et se putréfiant par suite de la sécrétion des produits de l'intestin irrité, nécessitera la suppression des aliments albuminoïdes, sujets eux-mêmes à la putréfaction et l'établissement *d'un régime hydro-carboné* dont la fermentation est antagoniste de la putréfaction azotée.

3° *La selle diarrhéique* provenant de l'intestin grêle renfermera de la bilirubine et *la fausse diarrhée* ne contiendra que peu de résidus alimentaires.

Enfin, au point de vue de l'hygiène de l'alimentation, il est facile d'avoir recours au contrôle coprologique pour fixer un régime alimentaire convenable à un individu, en rapport avec ses capacités digestives spéciales...

CHAPITRE II

Tableau schématique des affections intestinales

I. — Les fonctionnels.

La dyspepsie intestinale peut être :

1° COLIQUE.

a) *simple* (sans entérite, pas de mucus) :
 par constipation spasmodique ou atonique.
 par fermentation des hydrates de carbone (dyspepsie des amylacés).
 par putréfaction des albumines.

b) *compliquée* (avec entérite, présence de mucus) :
 α) *aiguë* : *a*) chez l'adulte.
 b) chez le nourrisson.
 β) *chronique*, entéro-colite muco-membraneuse :
 avec diarrhée,
 avec constipation,
 avec alternatives de constipation et de diarrhée.

2° GASTROGÈNE.
3° HÉPATOGÈNE.
4° PANCRÉATOGÈNE.
5° DUODÉNALE ou hépato-pancréatique.

II. — Les organiques.

a) inflammation : appendicite aiguë.
 appendicite chronique.
 typhlite et pérityphlite.

b) tumeurs, ulcères, perforation, etc.

I. — Le régime dans la constipation

Les dyspeptiques de l'intestin peuvent être rangés en deux catégories : les *fonctionnels* et les *organiques*.

Le trouble fonctionnel le plus fréquent est sans contredit la *constipation*. Ses causes sont multiples. C'est un fonctionnement défectueux du côlon, c'est un arrêt du péristaltisme intestinal par spasme ou par atonie, ou d'après M. Albert Mathieu, par spasme dans une partie du côlon et par atonie dans une autre Si le massage, l'hydrothérapie, l'électricité, constituent un puissant adjuvant du traitement, il n'en est pas moins vrai que la diététique en forme la base essentielle.

Le régime doit être *riche en cellulose*, excitant spécifique du gros intestin. L'expérience a démontré que des lapins, mis à un régime dépourvu de cellulose, sont morts par constipation chronique.

Par contre, le régime doit être *pauvre en susbtances albuminoïdes* animales qui facilitent le développement des bactéries protéolytiques, d'autant plus qu'il y a stagnation des matières dans l'intestin.

Le régime enfin doit être suffisant comme quantité : un régime végétarien appliqué sans discernement peut-être désastreux en devenant un régime d'inanition et de faiblesse. Le menu sera composé surtout d'hydrates de carbone et de graisses. En voici un exemple d'après M. J.-Ch. Roux.

8 heures du matin : une bouillie de farine au lait ou à l'eau, ou bien une tasse de thé léger avec biscottes beurrées.

10 *heures* : fruits cuits, ou fruits crus si l'estomac le permet, à l'exception des fraises et des bananes.

Midi : 1er plat, pâtes : nouilles ou macaronis cuits à l'eau ou au bouillon de légumes, avec beurre et une sauce tomate.

2e plat : un légume frais, cru ou cuit.

3e plat : gâteau de riz ou de semoule, ou petits fromages blancs, petits suisse, petits Gervais.

Dessert : fruits cuits, pommes cuites, ou pruneaux (que l'on fera cuire avec deux ou trois follicules de séné).

Boisson : infusion de pensées sauvages ou de chiendent.

4 *heures* : fruits cuits comme à 10 heures du matin ou yoghourt.

7 *heures* : Un potage épais au lait ou au bouillon de légumes.

Un légume vert ou une purée de légumes secs (pois-cassés, lentilles, haricots).

Dessert : fromage blanc ou fruits cuits.

10 *heures* : fruits cuits.

Comme pain, le pain de son, le pain complet, le pain de seigle, le pain de Graham.

Le principe du régime est de faire succéder un plat de légumes verts à un plat d'hydrates de carbone et de supprimer la viande, qui est ordinairement mal supportée. On peut cependant permettre d'en faire l'essai de temps en temps, par exemple au repas du midi. Si elle est bien supportée, il y a lieu de la continuer, mais il arrive que chez un tiers des constipés, cinquante grammes de viande suffisent pour amener une constipation absolue. Ces malades sont *des végétariens-nés* : la viande exerce en quelque sorte sur leur intestin une action paralysante.

Dans l'administration du régime que nous venons d'exposer, il faut tenir grand compte de l'état de *l'estomac* : celui-ci est-il défectueux, il faudra s'abstenir de légumes verts crus.

Il en est de même quand il s'agit d'établir un régime à un malade atteint d'accidents gastriques en même temps que de constipation. Est-on en présence, par exemple, d'un malade atteint de gastrite avec douleurs tardives et d'une constipation chronique ? Un régime mixte est peu pratique. Il est préférable de soigner d'abord l'estomac par les régimes nos I et I *bis* (lacto-végétarien), c'est-à-dire lait, potages au lait, purées et, pendant ce temps, de combattre la constipation par de petits purgatifs ou des lavements. Ce n'est qu'après l'amélioration ou la guérison de l'estomac, qu'il faudra songer à soigner l'intestin...

Menu pour un constipé (1).

Le matin au réveil, à jeûn, manger un fruit cru (pomme, poire, pêche, abricot, figue fraîche, grappe de raisin, orange) ou boire un verre de jus de raisin conservé.

Petit déjeuner (8 heures).

Café au lait, avec pain bis, beurre, miel, ou pain de seigle.
Lait caillé, petit lait, lait aigri (yoghourt).
Képhir n° 1 (qui a fermenté un jour).

Déjeuner principal (midi).

Hors-d'œuvre à l'huile, poisson à l'huile, sardines, olives avec beurre frais sur des tranches de pain bis.
Omelette au jambon avec gras et maigre.
Viande rôtie ou grillée, sans sauce .
Un plat de légumes (pommes de terre bouillies à l'eau, ou cuites au four. avec beurre frais) ; légumes farineux non décortiqués (lentilles, pois cassés, haricots.)
Fruits crus de préférence : melon, figue, raisins, fruits huileux, amandes, noisettes, noix, olives.
Fromages frais, petit suisse, gervais, bondon, fromage à la crème.
Pain complet, de graham, de seigle, pain bis.
Boisson : Vin blanc coupé d'eau, cidre léger, ou jus de raisins non fermenté, bière, bière de malt.

(1) Extrait des leçons, faites à la Faculté, pendant le semestre d'hiver 1911-1912, par M. Marfan, professeur de thérapeutique.

GOUTER (4 heures).

Pain d'épices avec miel, une infusion faible de feuilles de sené ou de feuilles de frêne, décoction de chiendent, café de malt (orge germé torréfié.)

DINER (7 heures).

Un potage maigre aux légumes (poireaux, carottes, navets, pommes de terre.)

Viande rôtie, ou œufs.

Un plat de légumes verts : petits pois, haricots verts, salades cuites, chicorée, laitue, épinards ; ou une salade verte, crue.

Dessert, pain, boisson, comme à midi.

Nota. — Eviter les aliments qui peuvent constiper tels que : bouillon gras, blanc d'œuf, lait de vache, riz, farines de céréales dépourvues de leur enveloppe, légumes farineux décortiqués, nèfles, baies de myrtiles, épices, poivre et canelle, cacao, thé, vin rouge (tannin).

II. — Le régime dans la dyspepsie des amylacés

En présence d'une dyspepsie intestinale, il est important, pour l'établissement du régime, de savoir si le trouble digestif porte sur les albuminoïdes ou sur les hydro-carbones. Pour établir cette distinction, Schmidt (de Halle) s'est basé sur l'épreuve de fermentation. Il a pu ainsi isoler une dyspepsie tout à fait spéciale, la dyspepsie par mauvaise élaboration des hydrates de carbone : c'est la dyspepsie de fermentation ou encore la *dyspepsie des amylacés*. Les signes cliniques qu'elle présente, sont les suivants : peu de malaises gastriques, douleurs vagues localisées autour de l'ombilic, des selles plutôt fréquentes (3 ou 4 selles par jour) sans diarrhée véritable, des évacuations gazeuses, à horaire à peu près fixe, six heures environ après le repas, évacuations accompagnées de douleurs, de gonflement abdominal, dûs à la distension de l'intestin par les gaz. L'examen coprologique montre des fécès pâteuses, parfois spumeuses, remplies de bulles de gaz, de réaction acide, d'odeur butyrique. Si vous diluez une petite quantité de matière fécale, et si vous en portez une gouttelette sur une lame en y ajoutant une goutte de teinture d'iode, vous observerez, au microscope, que l'amidon est coloré en bleu. Vous pourrez voir aussi des *levûres*, sous forme de petits grains réunis, par groupes ou par chaînettes, et ces *levûres* ou microbes de formes différentes sont colorés en bleu, caractère qui appartient uniquement aux bactéries développées aux dépens des hydrates de carbone. *Ces bactéries iodophiles* permettent de conclure à une insuffisance de la digestion de l'amidon quand bien même on ne trouverait pas de grains d'amidon dans la préparation. (J. Ch. Roux).

Il existe *trois formes de dyspepsie des amylacés* : la première s'accompagne de constipation, la seconde de diarrhée sans entérite, et la troisième de diarrhée avec entérite.

Dans la première forme, *la constipation existe,* les gaz sont très abondants. Les malades sont des *flatulents ;* il faut savoir les différencier des *aérophages,* qui, déglutissant de l'air à peu près continuellement, rendent des gaz par l'anus toute la journée, tandis que les autres ont un horaire à peu près fixe, six heures après le repas).

Le régime se composera de potages au bouillon de légumes (poireau, carottes, navets), de viandes blanches, de jambon maigre, de légumes verts cuits ou crus, de pâtes alimentaires, de fruits cuits ou crus, de lait caillé, de yoghourt, de petit lait, de lait fermenté, de miel, de pruneaux, de pain d'épice, de beurre, de biscottes et d'eau rougie. On supprimera le pain, les œufs, le lait, les pommes de terre et les légumes secs.

Dans la seconde forme, *la diarrhée existe.* — Cette forme de dyspepsie des amylacés avec diarrhée peut ne pas s'accompagner d'entérite, ou n'être que la conséquence d'un régime de féculents trop strictement et trop longtemps suivi pour le traitement d'une entérite.

Le régime comprendra des œufs, de la viande, du fromage, du beurre. Le malade devra faire un usage modéré de cellulose et d'hydrates de carbone, et n'employer ceux-ci qu'en allant du simple au composé, par ordre de digestibilité. C'est ainsi qu'il pourra utiliser *en premier lieu* le sucre, sucre de lait, sucre de canne et en particulier tous les dérivés du sucre sous forme de confitures en gelée, gelée de groseilles, de pommes, de myrtiles ; *en second lieu,* les farines dextrinisées qui auront été au préalable légèrement rôties ou grillées tels que les grains grillés de Favrichon, les biscottes avec lesquelles on peut faire des panades, l'hygiama ; *en troisième lieu,* les bouillies maltosées, ou faites avec les farines fines de froment, de riz, d'orge, de crême de riz, de semoule, de gruau ; *enfin*, le riz, les pâtes alimentaires, nouilles et macaronis.

On devra surtout *interdire* les pommes de terre, les pois cassés, les lentilles, les haricots, la farine de chataîgne, la farine d'avoine, qui donnent naissance à beaucoup trop de fermentations : ce sont les féculents les plus difficiles à digérer.

Menu type d'une dyspepsie des amylacés avec diarrhée sans entérite.

PETIT DÉJEUNER :

Une tasse de thé léger avec pain grillé beurré et gelée de coings ou de myrtiles.

A MIDI :

Un plat d'œufs ou de poisson au court bouillon, un plat de viande rôtie (rouge ou blanche), un plat d'hydrates de carbone, choisi dans la liste précédente selon le gré de tolérance de l'intestin.

Un fromage (Gruyère ou Hollande, ou Gervais).

Gelée de confiture et biscuits secs.

A 4 HEURES :

Une tasse de cacao à l'eau et biscuits secs.

DINER :

Potage diastasé ou bouillie maltosée (soupe de Terrien).

Jambon maigre.

Riz à l'eau et au beurre.

Un fromage.

Gelée de confitures et biscuits secs.

Pain : Biscottes.

Boisson : Bière de Malt, jus de raisins frais, ou vin, coupé d'eau.

Dans la troisième forme de dyspepsie des amylacés, *la diarrhée se complique d'entérite :* il y a du mucus dans les fécès. Dans cette forme, le traitement est long et difficile. Il faut à la fois restreindre la quantité des hydrates de carbone et surtout abolir les albuminoïdes d'origine animale : viande, poisson, œufs et lait. S'il y a trop d'albumine dans le régime, l'entérite augmente ; ce sont au contraire, les fermentations, s'il y a trop d'amidon. C'est en quelque sorte *un régime de tâtonnement.*

Comment nourrir ces malades ?

Il faudra les nourrir avec les hydrates de carbone les plus faciles à digérer, choisis dans la liste donnée plus haut, et on ajoutera une assez grande quantité de beurre et de fromage gras (Gruyère, Hollande, Savoie, Neufchâtel, Gervais, Petit suisse, Bondon, fromage à la pie).

On obtient ainsi une amélioration progressive qui permet de perfectionner peu à peu le régime. Si l'entérite diminue, on augmente peu à peu les albuminoïdes ; de même, si la tolérance pour les hydro-carbones revient la première, on augmente la partie amylacée du régime.

A la dyspepsie des amylacés, compliquée ou non d'entérite, s'ajoutent ordinairement une *insuffisance gastrique*, en même temps qu'une *insuffisance pancréatique :* nous savons qu'un chyme gastrique non acide, amène une insuffisance pancréatique, ce qui explique le développement des fermentations intestinales. Nous ne devrons donc pas oublier le *traitement adjuvant opothérapique :* tel que gasterine de Frémont, dyspeptine de Hepp, acide chlorhydrique, pancréatine, infusion d'orge germée et diastasée. Cette infusion doit être préparée avec de l'eau chauffée à moins de 70° pour qu'elle soit vraiment utile dans la digestion des hydrocarbonés.

Recettes

a) POTAGE DIASTASÉ. — Pour préparer un potage diastasé, on le retire du feu lorsqu'il est cuit, en le maintenant à la température de 50 ou 60° ; on y ajoute une ou deux cuillerées à café d'*Extrait de malt en paillettes*, on remue jusqu'à dissolution, et l'on sert au bout de 15 à 20 minutes.

Cet extrait de Malt est préparé par Heudebert au moyen d'une infusion aqueuse d'orge germée concentrée dans le vide à basse température jusqu'à dessiccation. Il sert ainsi à faciliter la fabrication des potages, des soupes, des bouillies et des purées de légume diastasés.

b) BOUILLIE MALTOSÉE (soupe de Terrien). — Les bouillies sont rendues plus digestives quand on transforme l'amidon par fermentation au moyen du Malt, qui peut produire, à une haute température, la liquéfaction de l'amidon et le rend ainsi plus facilement attaquable par les sucs digestifs. Voici la formule de Terrien :

On prépare d'abord une infusion faite avec 20 gr. d'orge fraîche de bonne qualité, concassée dans un moulin à café et 150 gr. d'eau que l'on maintient à la température de 60° pendant une demi-heure.

D'un autre côté, on mélange 70 gr. de farine de riz, avec un tiers ou un demi-litre d'eau. Le mélange est cuit doucement et agité constamment pour éviter la formation de grumeaux. Quand la bouillie est parvenue à une température voisine de l'ébullition on l'éloigne du feu ; après quelques minutes, on y ajoute 50 gr. de sucre et on agite la masse. Quand la température est redescendue à 80°, on ajoute l'infusion de Malt filtrée, et on la fait agir, durant dix minutes, en remuant sans cesse, à la température de 80°. La soupe ainsi préparée a un goût agréable d'orge sucrée.

III. — Le régime dans la dyspepsie par putréfaction des albuminoïdes

Dans la dyspepsie des amylacés, le trouble digestif porte *sur les hydrates de carbone*. Les *fermentations*, qui en résultent, se forment dans l'*intestin grêle*. Elles ne sont point, en général, bien graves, *leurs produits n'étant pas toxiques*. Il n'en est pas de même quand le trouble digestif porte *sur les substances albuminoïdes* : des *putréfactions* se produisent dans le *gros intestin* et peuvent donner naissance à des accidents graves, *leurs produits étant très nuisibles*.

Toutes les substances albuminoïdes que nous ingérons, viande, œufs, lait, sont digérées plus difficilement que les hydrates de carbone. Ceux-ci ne trouvent-ils point des sucs digestifs variés dans tout leur trajet du tube digestif ? Celles-là, au contraire, n'ont pour être digérées que trois sécrétions : acide chlorhydrique et pepsine du suc gastrique, trypsine du suc pancréatique, érepsine du suc intestinal.

Nous savons que ces substances albuminoïdes sont, parmi les divers matériaux alimentaires, ceux qui favorisent le plus le développement des microbes de la putréfaction, microbes *anaérobies* ou *microbes protéolytes*. Aussi doivent-elles être réduites le plus possible dans le régime et remplacées par les hydrates de carbone. Ceux-ci loin de nuire par leurs produits de transformation, favorisent, au contraire, la vitalité des microbes *aérobies ou microbes saccharolytes* qui, en créant *un milieu acide*, exercent une action empêchante sur les putréfactions des albuminoïdes et deviennent ainsi les antagonistes des protéolytes.

Nous savons aussi qu'à l'état normal, l'organisme se défend

contre ces putréfactions en leur opposant une barrière infranchissable au niveau de l'épithélium de la muqueuse intestinale.. Mais que cet épithélium vienne à être détruit, pour une cause ou pour une autre, que les putréfactions deviennent trop abondantes, l'organisme ne pourra plus se défendre que par *la diarrhée*, qui éliminera les substances putrides, ou *s'intoxiquera* si ces mêmes substances sont retenues par suite de la *constipation.*

De là, *trois formes cliniques* de dyspepsie intestinale par putréfaction des albuminoïdes : *avec diarrhée, avec constipation, avec alternatives de diarrhée et de constipation.*

Ces trois formes, comme nous le verrons, se retrouvent dans l'*entérite chronique* qui, au cours de son évolution, peut présenter des symptômes de fermentation ou de putréfaction, et emprunter à ces deux formes de dyspepsie aussi bien leurs caractères cliniques que leurs indications diététiques.

La forme diarrhéique se manifeste à la suite d'ingestion de viande putréfiée, de gibier trop faisandé ; elle se manifeste encore chez les malades qui mastiquent mal leur viande ou qui sont atteints d'insuffisance gastrique. Il en résulte que le tissu conjonctif, qui enveloppe les fibres musculaires de la viande n'est pas attaqué, que ces fibres musculaires traversent intactes l'intestin grêle et une fois dans le gros intestin se putréfient.

Comment reconnaître la putréfaction des matières fécales ? Les matières putrides se reconnaissent à leur émission, en ce qu'elles sont franchement *alcalines* au papier de tournesol, et s'accompagnent d'une odeur tout à fait caractéristique. Si vous avez donné à votre malade le régime d'épreuve pendant trois jours et si vous examinez ensuite ses matières, après les avoir diluées dans un peu d'eau, sur une assiette, vous pourrez constater la présence de *tissu conjonctif*, facilement appréciable à l'œil nu, sous forme de filaments blanchâtres, ce qui vous montrera que l'estomac fonctionne mal. Si vous trouvez, au microscope, des *fibres musculaires* en grande quantité, vous pouvez être sûrs que le pancréas et l'intestin grêle ont également mal fonctionné et vous vous expliquerez ainsi les phénomènes de putréfaction en présence desquels vous vous trouvez. Vous pouvez encore découvrir dans votre préparation des globules de graisse et des aiguilles d'acides gras.

Les globules de graisse se reconnaîtront aisément, surtout si vous avez soin de déposer au bord de la préparation une goutte d'acide osmique, qui colore les graisses en brun noir. Si vous chauffez légèrement la préparation en y ajoutant une goutte d'acide acétique, vous trouverez des cristaux d'acides gras, sous forme d'aiguilles enchevêtrées, à côté des globules de graisse. Vous penserez alors à une *insuffisance biliaire*, ajoutée à une insuffisance pancréatique et intestinale, s'il n'y a pas de bile dans les fèces. Pour faire cette recherche, vous diluez une parcelle de matière dans un tube avec un peu d'eau, vous ajoutez un centimètre cube de la solution :

Sublimé	3 gr.
Eau distillée	100 gr.
Acide acétique	1 gr.

S'il y a de la bile, vous obtenez une réaction rouge (Triboulet) ; s'il n'y en a pas, vous avez une réaction grise.

Quand vous examinez l'urine, quatre au cinq heures après le repas, c'est-à-dire quand le chyme arrive au niveau du cœcum, vous pourrez reconnaître la présence de *l'indican*, mais ce signe, pas plus que celui de la présence des sulfo-éthers n'ont pas l'importance qu'on leur a attribuée.

La forme avec constipation, et surtout **avec constipation persistante**, peut s'accompagner *de vomissements périodiques*, appelés encore acétonémiques, observés chez les enfants de 3 à 10 ans, de migraine, d'accès de faux asthme ou de dyspnée toxi-alimentaire, survenant vers une heure ou deux heures du matin, et se manifestant par de l'oppression et des étouffements. Cette forme peut aussi s'accompagner d'anémie pouvant revêtir une allure pernicieuse. En un mot, elle offre surtout le tableau d'une *auto-intoxication d'origine intestinale*, et traduit à distance les *réactions coliques*, sous forme d'état nauséeux, de nausées, de vomissements, de vertiges, d'état lipothymique, voire même de syncope (Albert Mathieu).

La forme avec alternatives de constipation et de diarrhée s'observe également surtout sous forme de débâcles diarrhéiques.

Quel *régime alimentaire* allons-nous établir à ces malades ?

Ce régime consistera tout d'abord à supprimer de l'alimentation les substances albuminoïdes animales, surtout la viande et les œufs, et à les remplacer par le régime lacté (à moins qu'il n'y ait du *mucus dans les fèces*), par le régime lacto-farineux et par le régime végétarien. Au début, le lait sera donné en petite quantité et cuit avec les aliments sous forme de potages ou de bouillies.

Menu-type de dyspepsie intestinale par putréfaction des albuminoïdes.

PETIT DÉJEUNER :

Un potage à l'eau, légèrement sucré ou salé, ou au bouillon de légumes, puis avec moitié eau et lait, puis au lait.

A 10 HEURES :

Une bouillie à la farine lactée.

A MIDI :

Premier plat: pâtes alimentaires (nouilles ou macaronis) cuites à l'eau légèrement salée. (Ajouter un peu de beurre à même dans l'assiette.)

Second plat : pommes de terre au four, ou cuites à l'eau, ou riz à l'eau.

Entremets : gâteau de riz avec moitié eau et lait (sans œuf).

Dessert : gelée de confitures.

Pain : biscottes.

Boisson : bière de malt, jus de raisins frais, ou vin blanc léger, coupés d'eau (Plombières-Alliot, Evian).

4 HEURES :

Farine lactée ou yoghourt.

DINER :

(Comme à midi.)

Au bout d'une quinzaine de jours, on ajoute au régime un peu de blanc de poulet, ou de jambon maigre.

La *constipation* existe-t-elle ? Il est bon d'ajouter au régime des salades cuites, chicorée, laitue, épinards, andives, des fruits cuits, pommes cuites, pruneaux.

S'accompagne-t-elle de phénomènes *d'auto-intoxication ?*

Quelques grands *lavages du gros intestin* à l'eau bouillie, légèrement salée, à la température de 38 degrés, administrés à une faible pression (0 m. 30) et à la dose de 1/2 litre à 3/4 de litre environ, pendant quelques jours seulement, seront très utiles. On peut y joindre *la cure de diurèse* sous forme de boissons abondantes.

Signalons encore *la cure de désintoxication* du Dr Guelpa : elle consiste à purger le malade pendant *trois jours* de suite, soit avec une bouteille de limonade, ou une bouteille d'eau de

Janos, à ne boire pendant ces trois jours que des boissons abondantes, sous forme de tisanes, puis deux litres de lait chaque jour pendant 8 à 10 jours.

En cas de diarrhée, on arrivera peu à peu à régulariser les selles en donnant tous les matins du sulfate de soude à petite dose (une petite cuiller à café).

Ajoutons enfin que *l'insuffisance gastrique* par hypochlorhydrie nécessitera l'emploi d'acides tels que : l'acide chlorhydrique, l'acide lactique, le képhir, la gastérine de Frémont, la dyspeptine de Hepp, que *l'insuffisance pancréatique*, nécessitera l'emploi de pancréatine, d'entérokinase, auxquelles il sera bon de joindre le *carbonate de chaux*, à la dose d'une à deux cuillers à café par jour, car ce médicament jouit de l'avantage d'être à la fois *constipant*, quand on a affaire à un diarrhéique, et d'*activer en même temps la sécrétion pancréatique*.

S'il existe de *l'insuffisance* biliaire, on donnera de la bile ou de l'extrait de bile qui, dans les cas de constipation, a une action excitante sur la motricité intestinale et empêche la production de poisons putrides dans l'intestin (H. Roger).

IV. — Le régime dans l'entérite aiguë

a) Chez l'adulte.

Les entérites aiguës reconnaissent pour causes: l'infection ou l'intoxication. — Elles sont primitives ou secondaires. — Thèse de M. Chales Richet fils. — Le caractère fondamental est la diarrhée. — Le régime à instituer variera selon la période aiguë, subaiguë ou de guérison. — Menu type d'entérite aiguë banale au 5e ou au 6e jour. — Recette pour la préparation des puddings à l'eau.

Réflexions. — Le terme d'*entérite* est réservé plus spécialement à l'inflammation de l'intestin grêle, et celui de colite à l'inflammation du gros intestin.

L'entérite aiguë peut être *primitive* ou *secondaire.*

Dans une thèse (1) récente et fort remarquable, M. Charles Richet fils met nettement en lumière le rôle actif que joue la muqueuse intestinale, comme fonction éliminatrice dans le cours des septicémies ou des intoxications générales. Il démontre expérimentalement la fréquence des localisations intestinales déterminées par l'élimination des microbes, des toxines ou des poisons.

L'entérite est *primitive*, dit cet auteur, quand la toxi-infection est localisée d'emblée à l'intestin, comme après l'ingestion d'un aliment de mauvaise qualité, viande putréfiée, etc...

La dysenterie microbienne, le choléra sont encore considérés comme des entérites primitives, et cependant se rattachent aux septicémies.

L'entérite est *secondaire* quand elle survient au cours d'une *septicémie*, telle que : fièvre typhoïde, oreillons, pneumococcie, syphilis, fièvre éruptive (rougeole ou fièvre scarlatine), strep-

---

(1) Etude clinique et expérimentale des entérites. Les entérites par élimination microbienne ou toxique par le Dr Charles Richet, fils, ancien interne des hôpitaux, 1912, Steinheil, éditeur, 2, rue Casimir Delavigne, Paris.

tococcie (érysipèle, fièvre puerpérale), staphilococcie, tuberculose, rhumatisme articulaire aigu, grippe.

L'entérite aiguë par infection peut donc être *primitive d'emblée*, ou *secondaire à une infection générale.*

Il en est de même de l'entérite aiguë par *intoxication.*

L'intoxication *primitive* intestinale est réalisée par l'intoxication alimentaire ou par l'ingestion d'un purgatif drastique, d'un purgatif salin à trop haute dose, ou d'un sel de cuivre.

L'intoxication *secondaire* est *endogène* dans certaines *auto-intoxications : diabète, goutte, urémie*, ou *exogène* dans l'intoxication hydrargyrique consécutive aux injections ou aux frictions *mercurielles* ou dans l'intoxication *arsenicale.*

C'est ainsi que les méthodes biologiques et chimiques modernes, appliquées à la clinique, permettent de rattacher aujourd'hui aux septicémies et aux intoxications générales ce qui était considéré autrefois comme maladie de l'intestin.

Et, *dans la conclusion de sa thèse*, M. Charles Richet fils, établissant un lien entre les faits cliniques observés et les faits expérimentaux, généralise à l'intestin, la grande loi qui domine toute la pathologie rénale en la formulant ainsi, à part un petit nombre d'exceptions : « *Il y a entérite parce qu'il y a élimination microbienne ou toxique.* »

Quelle que soit la *cause* qui donne naissance aux entérites aiguës, celles-ci, d'étiologie et d'évolution différentes, se traduisent toutes cliniquement par un symptôme fondamental : *la diarrhée*, caractérisée par des selles plus ou moins nombreuses, d'odeur très fétide et renfermant du *mucus*, des *glaires* ou des *muco-membraneuses.*

En présence d'une entérite aiguë, d'une colite aiguë ou d'une poussée aiguë survenant au cours d'une colite chronique, *le régime à instituer est le même*, et ne varie que selon le caractère d'intensité présenté à la période aiguë, subaiguë ou de guérison.

A la période aiguë, tant que la fièvre existe, le malade sera mis à la *diète hydrique*, avec quelques gorgées d'eau pure ou l'eau lactosée. L'eau de riz, l'eau albumineuse, l'eau panée, le thé, le bouillon de légumes seront prescrits à la température de la chambre et par petite dose répétée.

On se gardera bien *de purger le malade :* toute purgation intempestive augmente l'irritation intestinale et risque d'aggraver l'entérite. Il est mieux d'attendre que l'organisme se débarrasse lui-même de ses germes pathogènes. Mais si au bout de deux ou trois jours, *la fièvre persiste*, on peut donner un léger purgatif comme l'huile de ricin à la dose de deux ou trois cuillers à café, ou le sel de Carlsbad à la dose d'une ou deux cuillers à café dans un peu d'eau de Vichy, tiédie au bain-marie. Rappelons pour mémoire, qu'il est quelquefois nécessaire de combattre *la diarrhée* par un sel de bismuth (carbonate de bismuth) par le tannigène ou les ferments lactiques, de modérer le péristaltisme intestinal et les coliques par l'opium et la chaleur, de remonter le malade, dans les cas d'entérite à forme algide ou de collapsus cardiaque par quelques injections sous-cutanées de sérum artificiel, simple, ou caféiné.

A la période subaiguë, le régime se composera de potages très légers à l'eau ou au bouillon de légumes (sans navet ni poireau, à cause de leur action laxative).

Ces potages seront préparés avec des farines très fines, crème d'orge, crème de riz, crème de froment, crème d'avoine, crème de blé vert, d'arrow-root ; on ajoutera un peu de beurre frais, après la cuisson.

On donnera quatre à cinq potages par jour : huit heures du matin, midi, quatre heures, sept heures et dix heures du soir.

Et cela pendant trois, quatre, cinq, ou six jours.

Le lait est, en général, mal supporté et peut être remplacé par le képhir n° 3. Toutefois, dans la *dysenterie*, il est bien toléré à la condition qu'il soit donné en petite quantité à la fois et bu par gorgée, toutes les heures ou toutes les heures et demie.(Dopter) ; il en est de même dans *la diarrhée urémique.*

Période de guérison. — A partir du sixième ou septième jour environ, quand l'entérite entre en voie de convalescence, le régime est peu à peu élargi : les potages seront plus épais ou remplacés par des bouillies, on peut ajouter de la purée de pomme de terre, des pâtes alimentaires préparées sans œuf, du riz à l'eau, des légumes secs décortiqués, des biscottes, des biscuits, en un mot *le régime végétarien exclusif*, qui, par les hydrates de carbone, substances qui ne peuvent se putréfier, est le seul capable de réaliser la *désinfection intestinale*. Ce régime sera suivi plus ou moins longtemps, selon l'intensité de l'entérite, cinq à six jours, si elle a été *légère*, une quinzaine de jours si elle a été sérieuse.

On arrivera peu à peu *au régime végétarien atténué*, comprenant un peu de viande, comme le blanc de poulet ou le jambon maigre, mais sans lait ni œufs.

Ce n'est que plus tard et progressivement, qu'on ajoutera au régime du lait et des œufs pour revenir à l'alimentation normale.

Si la constipation survenait, on se gardera bien de donner le moindre laxatif : il suffira d'agir par les fruits cuits aux deux principaux repas.

Bien soignée, une entérite aiguë doit pouvoir guérir complètement en une quinzaine de jours.

Menu-type d'entérite aiguë banale (ab ingestis) vers le 5e ou 6e jour.

PETIT DÉJEUNER :

Un potage à l'eau, ou au bouillon de légumes (sans poireau ni navet) fait avec crème d'orge, ou crème de riz.

ou bien :

Une tasse de thé léger sucré sans lait, avec biscottes beurrées et gelée de coings.

DÉJEUNER DE MIDI :

Un potage comme le matin.

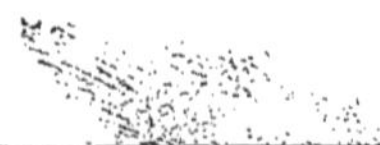

Un plat de farineux ou de pâtes à l'eau (nouilles ou macaronis sans œuf), riz à l'eau avec un peu de beurre et de sauce tomate, ou pommes de terre en purée à l'eau, sans lait.

Un plat de légumineuses, pois cassés, lentilles, haricots (décortiqués) cuits à l'eau et en purée — préparés sans lait — (ajouter un peu de beurre à même dans l'assiette).

Entremets : gâteau de riz, de semoule, de tapioca ou d'arrow-root, *préparé à l'eau sucrée* (sans lait ni œuf) et servi avec un peu de jus de fruits ou de gelée de groseilles.

Petit Gervais, fromage blanc.

Dessert : gelée de myrtiles, biscuits secs.

Pain : Biscottes, longuets de Plombières (préparés par Heudebert).

Boisson : infusions chaudes ; fleurs de camomille, feuilles d'oranger, feuilles de menthe, tilleul, verveine.

GOUTER DE 4 HEURES :

Une tasse de thé léger sucré avec biscottes beurrées et confiture.

DINER DE 7 HEURES :

(Comme au déjeuner de midi.)

Recettes.

Préparation des gâteaux de riz, de semoule, de tapioca, d'arrow-root, à l'eau (sans lait ni œufs).

On fait bouillir 3 décilitres d'eau. On fait tomber en pluie trois cuillerées à soupe de semoule, de riz, de tapioca ou d'arrow-root. On ajoute un peu de sucre vanillé. Au bout de quelques minutes de cuisson, on verse dans un moule avec un peu de jus de fruits, et on fait cuire au bain-marie pendant 15 à 20 minutes, ou au four. On ajoute un peu de beurre.

Nota. — Pour les préparer aux œufs, il faut ajouter un ou deux jaunes d'œufs avant de mettre dans le moule.

Pour les préparer au lait et aux œufs, on ajoute les œufs et on remplace l'eau par le lait.

V. — Le régime dans l'entérite aiguë

b) Chez le nourrisson

Caractères cliniques et causes du choléra infantile. — Sa gravité. — Diète hydrique. — Injection de sérum caféiné et d'huile camphrée. — Bains chauds simples ou sinapisés. — La reprise de l'alimentation. — Ses difficultés. — Règles différentes suivant l'âge de l'enfant *avant* 4 *mois*, décoctions de légumes salées, babeurre, lait. — *Après* 4 *mois*, eau de riz salée, bouillie de babeurre, bouillies maltosées, lait. — Abstention de lavages, de médicaments, de purgatifs au début du traitement. — Convalescence : bétol, bismuth, tannigène. (Traitement de M. le professeur Marfan).

L'entérite aiguë, chez le nourrisson, est caractérisée par une diarrhée séreuse, très abondante, liée à un catarrhe gastro-intestinal grave, rappelant le choléra asiatique ; aussi lui donne-t-on le nom de *choléra infantile* que nous prendrons comme type.

M. le Prof. Marfan, dans ses leçons professées à la Faculté, pendant l'hiver 1911-1912 a exposé le *traitement* qu'il préconise dans cette affection. Nous allons en reproduire les principaux points, tant au point de vue du *traitement* proprement dit, qu'au point de vue du *régime alimentaire*, en raison de l'importance et de la gravité d'une telle maladie.

Le choléra infantile survient chez des nourrissons *âgés de moins de deux ans*, pendant l'été ordinairement, mais quelquefois dans d'autres saisons.

Chez un nourrisson, élevé au biberon, présentant des troubles dyspeptiques plus ou moins récents, apparaissent brusquement des vomissements, puis de la diarrhée. Les matières fécales sont plus ou moins solides d'abord, puis prennent le caractère d'une selle cholérique, aqueuse, séreuse, d'une sérosité transparente, jaune claire ou décolorée, renfermant des flocons blanchâtres en suspension qu'il ne faut pas confondre avec les grains riziformes. Le nombre des selles peut être considérable : dans les formes ordinaires, il est de 10, 12 ou 15 dans les vingt-quatre heures ; il peut être de 20, 30 et même 40 dans les formes graves.

Le facies du nourrisson est nettement cholérique : les yeux sont excavés, bordés d'un cercle noir, les joues se creusent, le visage est plombé, les extrémités glacées, avec teinte cyanotique. La température rectale peut être normale ou atteindre 38 ou 39°. Il peut y avoir de l'ischurie, et du collapsus cardiaque avec un pouls petit et fuyant.

Ces vomissements, cette diarrhée, phénomènes liés à une imprégnation toxique de l'organisme, constituent *un syndrome*, qui évolue rapidement en vingt-quatre heures, ne dure jamais plus de trois jours et se termine par la mort, la guérison ou une convalescence longue.

A la période toxique succède bientôt la période infectieuse, dont les réactions, dues à la virulence des microbes, aboutissent à des complications secondaires, telles que bronchopneumonie, méningite, néphrite, phlegmons de la peau.

Il est *vraisemblable*, pour expliquer l'étiologie de cette affection, que l'intoxication est due à un lait corrompu, dans lequel se développe *un microbe spécial*, qui, à la faveur des fortes chaleurs de l'été, élabore *une toxine* violente, origine du choléra infantile.

La mortalité qui était autrefois de 80 à 90 0/0 est réduite de 30 à 40 0/0 depuis *le traitement systématique* proposé par M. Marfan.

Voici en quoi consiste ce traitement.

En présence d'un enfant atteint *de choléra infantile*, trois prescriptions sont immédiates.

LE PREMIER JOUR :

1° *La diète hydrique.*

2° *L'injection de sérum caféiné*, ou *d'huile camphrée*.
3° *Les bains chauds, simples ou sinapisés*.

1° LA DIÈTE HYDRIQUE consiste à faire boire à la cuiller, au biberon, ou à la timbale, avec toutes les exigences d'une propreté aseptique de *l'eau bouillie* (3 à 4 minutes d'ébullition) ou de *l'eau stérilisée*, froide, chaude ou tiède.

La quantité *d'eau* en vingt-quatre heures est *équivalente* à celle du *lait*, c'est-à-dire en rapport avec le poids de l'enfant et égale au dixième de ce poids, soit de 700 à 800 grammes pour un nourrisson de six mois pesant 7.200 grammes environ.

Les effets sont remarquables douze heures, quinze heures après : les vomissements disparaissent, les selles diminuent, le système nerveux devient plus calme, les urines supprimées se rétablissent. Ces effets s'expliquent par la suppression de tout milieu de culture, favorable au développement des microbes.

L'eau pure n'irrite pas l'intestin, calme la soif, obvie à la déshydratation des tissus, favorise la diurèse et l'élimination des toxines, désintoxique l'organisme.

On objecte souvent que les enfants ne veulent pas d'eau pure ; c'est qu'ils n'ont pas de choléra infantile. La soif est tellement vive dans cette maladie qu'ils l'admettent avec empressement.

On peut encore remplacer l'eau par une infusion légère de thé (trois à quatre feuilles de thé) sucrée avec un comprimé de *saccharine* à 0 gr. 05 pour 500 grammes d'eau (la saccharine n'étant pas fermentescible).

2° L'INJECTION DE SÉRUM CAFÉINÉ sera ainsi formulée :

Sol. Eau distillée	1 litre
Chlorure de sodium	5 grammes
Citrate de caféine	1 —

Le premier jour, on injectera deux fois 25 à 30 c. c. de ce sérum, *chez les enfants âgés de moins de deux ans*.

3° LES BAINS SERONT CHAUDS à 38°, si les extrémités sont

froides et cyanosées, et au nombre de quatre à cinq par jour; ils seront à la température de 33 à 34°, si la fièvre est de 38 à 39°.

Si le *pouls est incomptable*, les bains seront SINAPISÉS. Pour cela, on délaie deux poignées de farine de moutarde dans un peu d'eau froide, on ajoute ensuite de l'eau à 35° environ et on verse cette préparation dans le bain. La durée du bain sera de quatre ou cinq minutes. On peut à la rigueur, à ce moment, faire une injection d'huile camphrée à 1/10e.

Il faut surtout *s'abstenir de donner* des *purgatifs*, des *antiseptiques de l'intestin*, *du laudanum*, *des lavages d'estomac ou d'intestin*, et des *médicaments*.

LE DEUXIÈME JOUR, s'il n'y a pas d'amélioration tant des vomissements que de la diarrhée, il faut continuer les *injections de sérum caféiné* (une à deux) et *les injections d'huile camphrée* ; il en est de même de la *diète hydrique* qu'il ne faut pas prolonger plus de quarante-huit heures. Si au bout de ce temps, l'amélioration ne se produit pas, le pronostic est tout à fait *grave*.

Si l'amélioration se produit au bout de vingt-quatre ou de quarante-huit heures, à la *diète hydrique* succède la *diète salée* sous forme de *bouillon de légumes* ou *d'eau de riz salée*.

AVANT QUATRE MOIS, le nourrisson ne digère que le *bouillon de légumes dont* voici la composition :

Eau	1 litre 1/2
Pommes de terre	1
Carotte	1
Navet	1
Sel	1/2 cuiller à café

faire cuire pendant trois à quatre heures, à petit feu, pour réduire à 800 grammes.

APRÈS QUATRE MOIS, le nourrisson prendra de l'*eau de riz salée* dont voici la formule de préparation :

Riz en grains	Une à deux cuillers à bouche
Sel	2 grammes
Eau	1 litre

faire cuire pendant une demi-heure pour réduire à 800 gr.

Pendant cette période, qui ne durera pas plus de deux jours, il est bon de continuer les injections de sérum caféiné et les bains.

Le 4ᵉ ou le 5ᵉ jour, on reprendra l'alimentation avec beaucoup de doigté, en ce qui concerne le *lait*, dont on donnera pour commencer une *quantité infinitésimale*. Par exemple, à un enfant de six mois on donnera 800 grammes d'eau de riz en huit biberons de 100 grammes chacun ; on ajoutera à chaque biberon une cuiller à café de lait bouilli le premier jour, puis une cuiller à dessert le lendemain, puis, peu à peu, selon ce qui se passera, une cuiller à bouche, pour arriver progressivement au régime normal.

Avant de reprendre le lait, il est mieux quelquefois d'avoir recours au *babeurre* si le nourrisson *a moins de quatre mois*, et à la *bouillie maltée* si le nourrisson *a plus de quatre mois*.

a) Si le nourrisson a moins de quatre mois, on ajoute au bouillon de légumes un peu de *babeurre*, ou lait de beurre liquide qui reste dans le lait fermenté après le barattage de la crème. C'est un liquide, légèrement acide (acide lactique), pauvre en graisse, très digestible. Il doit être bien bouilli, bien stérilisé et employé sans sucre ni farine.

Dès la reprise de l'alimentation, vers le quatrième ou le cinquième jour, on ajoute à chaque biberon de bouillon de légumes une cuiller à bouche de babeurre, le lendemain deux, puis trois, etc., pour arriver au babeurre pur, auquel on substituera peu à peu du lait pour arriver progressivement au lait pur.

b) Si le nourrisson a plus de quatre mois, on peut donner, après vingt-quatre heures ou quarante-huit heures d'eau de riz salée, des bouillies faites avec une farine et du babeurre ou des bouillies maltées.

La bouillie au babeurre sera faite de la façon suivante :

Babeurre	100 grammes
Eau pure	50 —
Crême de riz	Une cuiller à café
Sel	Une pincée

On délaie à froid, et on fait cuire à feu doux pendant quinze à vingt minutes

On donne d'abord deux bouillies par jour, le lendemain trois, puis quatre, etc., peu à peu on remplace l'eau par le lait et on arrive ensuite progressivement à remplacer le babeurre par le lait...

Quant aux *bouillies maltosées*, on peut les donner pendant huit ou quinze jours. Nous avons déjà indiqué le mode de préparation .

Il est bon quelquefois, à cette période, de donner quelques antidiarrhéiques, une potion au bétol ou au bismuth, ou du tannigène. Il ne faut surtout pas donner de lavements.

A la période de convalescence, des rechutes sont à craindre : la fièvre peut reparaître avec quelques phénomènes toxiques. Il suffit de reprendre la diète hydrique pendant vingt-quatre heures, et d'avoir de nouveau recours, comme précédemment, soit au bouillon de légumes, soit à l'eau de riz salée, etc...

VI. — Le régime dans l'entérite chronique, ou dans la colite muco-membraneuse

La colite muco-membraneuse est une *entéro-névrose*, développée sur un terrain prédisposé, à la suite d'une infection ou d'une intoxication ; elle peut être aussi la manifestation fonctionnelle d'une psycho-névrose, hystérie ou neurasthénie. — Recherche du mucus dans les fèces. — Les trois formes de colite muco-membraneuse : avec diarrhée, avec constipation, avec alternatives de constipation et de diarrhée. — Le régime alimentaire varie selon ces formes et selon la présence ou l'absence de l'élément douloureux paroxystique. Le régime chez les intestinaux organiques, dans l'appendicite aiguë et chronique. — Menu-type de colite mucomembraneuse avec constipation, sans phénomènes douloureux.

Réflexions. — Les entérites aiguës comme les entérites chroniques seraient à leur place dans le cadre des affections organiques inflammatoires de l'intestin, et si nous les rangeons dans le cadre des maladies fonctionnelles, il n'est point dans notre esprit de confondre entérite et dyspepsie intestinale. Mais « l'*entérite chronique* n'est souvent que l'aboutissant de différentes modalités cliniques observées, qu'elle soit le reliquat d'une entérite aiguë, d'origine infectieuse, toxique, ou irritative, qu'elle se manifeste par de la diarrhée ou de la constipation, ou encore qu'elle revête les allures de l'entéro-colite muco-membraneuse (Marcel Labbé) ».

Cette dernière affection, appelée encore colopathie muco-membraneuse (Dr Cade, de Lyon et Dr Legendre, de Paris) ou colomyxorrhée douloureuse (Prof. Marfan), la plupart des auteurs ne tendent-ils point aujourd'hui à ne la considérer que comme un syndrome fonctionnel morbide, placé sous la dépendance du système nerveux, et plus spécialement du système nerveux

Grand Smpathique, au point de l'envisager soit comme *une véritable entéro-névrose* développée sur un terrain prédisposé, à la suite d'une infection septicémique ou d'une intoxication, soit comme une *manifestation fonctionnelle périphérique d'une psycho-névrose*, hystérie ou neurasthénie, provoquée par des causes morales diverses, émotions, chagrins, contrariétés, préoccupations de toutes sortes (Prof. Déjerine).

Quoi qu'il en soit, la colite muco-membraneuse, que nous visons ici plus spécialement, est caractérisée essentiellement, au point de vue clinique, par la présence de mucus ou de mucomembranes dans les garde-robes. Une légère constipation amène toujours un peu de mucus, visible à l'œil nu, dans les fèces ; et une quantité de mucus qui ne dépasse pas une cuiller à café est sans importance au cours de la constipation habituelle, d'après M. Albert Mathieu.

Recherche du mucus. — Pour rechercher le mucus, il suffit de prendre une petite quantité de matières à l'aide d'une spatule, et de la diluer dans un peu d'eau. On verse cette dilution dans une cuvette à fond blanc et plat, cuvette de photographes.

En l'inclinant légèrement, on voit nettement le mucus sous différents aspects, soit sous forme de blanc d'œuf cru, ou sous forme de membrane plus ou moins épaisse, ressemblant à du blanc d'œuf cuit.

Deux cas peuvent se présenter : 1° *Il n'y a pas de diarrhée.* Si le mucus est intimement mélangé aux fèces, l'inflammation est située assez haut dans le côlon ; si, au contraire, le mucus est indépendant des fèces, s'il recouvre leur surface, l'inflammation siège au niveau de l'S iliaque ou du rectum ; 2° *Il y a de la diarrhée.* Cette diarrhée est-elle vraie ou fausse ? Dans la *diarrhée vraie*, les mucosités sont plus ou moins abondantes et mélangées aux matières ; dans la *fausse diarrhée*, il existe non seulement des membranes, dues à la concrétion du mucus par suite de la stagnation prolongée des matières en un point du côlon, mais encore quelques scybales dures, mélangées aux matières.

Trois formes de colite muco-membraneuse. — Il existe trois formes cliniques de colite muco-membraneuse: 1° avec diarrhée; 2° avec constipation, 3° avec alternative de constipation et de diarrhée. Ces formes s'accompagnent de symptômes locaux en rapport avec l'irritation intestinale, et de symptômes généraux dus à l'auto-intoxication.

Le régime alimentaire doit donc répondre à deux indications très nettes : 1° ne pas irriter le tube digestif et 2° ne pas fournir d'aliments susceptibles de se putréfier et d'engendrer des toxines.

1° Colite muco-membraneuse avec diarrhée. (Colite muqueuse de M. A. Mathieu).

Le régime alimentaire est le même tout d'abord que pour l'entérite aiguë.

Dès que la diarrhée cesse, on introduit dans le régime, les viandes rôties ou grillées en général très bien supportées. Il n'en est pas de même des *œufs* et du *lait* qui doivent être écartés pendant quelque temps.

Dès la reprise du lait, si celui-ci provoque de la diarrhée, on peut y remédier en donnant au malade deux à trois cuillers à café par jour de carbonate de chaux (craie préparée).

2° Colite muco-membraneuse avec constipation.

Dans cette forme, M. Marcel Labbé et avec lui MM. A. Mathieu et J.-Ch. Roux, insiste tout particulièrement et avec juste raison, sur la suppression de la viande, du lait et des œufs et sur la nécessité de donner *un régime végétarien* ou régime d'hydrates de carbone, comme étant un régime moins nocif pour l'intestin que le régime des substances albuminoïdes qui favorise le dévelopement des microbes de la putréfaction, ou microbes protéolytes.

Ce régime consiste surtout, nous le rappelons sommairement,

en bouillies de farines de céréales (orge ou avoine) faites avec du bouillon maigre de légumes ou à l'eau (porridge des anglais), en salades cuites (chicorée, laitue, épinards), en pommes de terre cuites à l'eau, à la vapeur ou au four, servies avec un peu de beurre frais, en purée de pommes de terre, de pois cassés, de lentilles, de haricots (bien cuits et passés au tamis) ou en purée de légumes secs décortiqués, en pâtes alimentaires avec ou sans œufs (nouilles, macaronis, lazagnes), en marmelades de fruits frais bien cuits, compotes de pommes, de poires, de pruneaux, miel, pain d'épices, lait caillé, yoghourt. petit lait, babeurre, fromages frais, kéfir n° 1 (laxatif), lactose pour sucrer l'yoghourt ou les infusions (chiendent, frêne, pensée sauvage), bière de malt, pain grillé, biscottes, biscuits secs, etc...

3° Colite muco-membraneuse avec alternatives de constipation et de diarrhée.

Il y a des colitiques qui présentent de la constipation pendant deux ou trois jours, puis de la diarrhée ; ils redeviennent des constipés et sont ainsi atteints d'alternatives de constipation et de diarrhée.

Le principe, dans cette forme spéciale, est de lutter contre la constipation : pour cela, on fera bien d'augmenter dans le régime les légumes verts et les fruits pour faciliter les garde-robes, au point même de déterminer une diarrhée légère. On ajoutera ensuite au régime de la cellulose en quantité suffisante pour servir de régulateur à l'intestin (Regulin, laxagarine coréine, agar-agar en paillettes ou en poudre).

Qu'il s'agisse de *diarrhée, de constipation* ou *d'alternatives de constipation et de diarrhée*, ce dont il faut surtout tenir compte pour l'administration du régime, c'est la présence ou l'absence d'*éléments douloureux*. Dans le cours de son évolution, la colite muco-membraneuse peut présenter des crises aiguës, véritables crises abdominales paroxystiques, suivies d'une phase plus ou moins longue d'accalmie ou de sédation.

Pendant la phase douloureuse, paroxystique, les potages seront faits à l'eau ou au bouillon maigre de légumes, trois ou quatre par jour, avec boisson aqueuse ou infusions chaudes sucrées dans l'intervalle.

S'il y a des vomissements (réactions coliques de M. A. Mathieu), on prescrit seulement un peu d'eau, diète hydrique pure. Au fur et à mesure que les phénomènes douloureux s'amendent, on augmente l'alimentation, comme dans l'entérite aiguë.

Si la colite s'accompagne de constipation *avec spasme colique tenace*, seul le régime végétarien s'impose.

Pendant la phase d'accalmie ou de sédation des phénomènes entéritiques, on permet la viande grillée ou rôtie, rouge ou blanche, de boucherie, de volaille, ou de poisson maigre. On aura bien soin de s'abstenir de viandes faisandées ou marinées, de chacuterie (sauf le jambon maigre et le rôti de porc frais), les poissons gras les conserves, les épices, le poivre, la moutarde, la ciboulette, l'ail, les sauces, le vin pur, les boissons alcooliques.

Nota. — En présence de malades atteints de lésion organique intestinale, sténose, cancer, stase des matières, etc., le régime est celui de la colite muco-membraneuse que nous venons d'exposer.

S'il y a *sténose*, les aliments seront divisés aussi finement que possible, pour éviter toute crise d'obstruction intestinale.

S'il y a *néoplasme*, il est bon de ne pas trop tourmenter les goûts du malade et de lui permettre au besoin le vin pur et les épices. Il faut lui interdire toutefois ce qui peut amener de l'obstruction. En présence d'une *appendicite aiguë*, le régime est celui de l'entérite aiguë ; en présence d'une *appendicite chronique*, le régime est celui de la constipation jusqu'au moment où l'intervention chirurgicale sera jugée nécessaire...

Menu-type de colite muco-membraneuse avec constipation, sans phénoménes douloureux.

PETIT DÉJEUNER DU MATIN (8 h.)

Potage épais à la crême d'orge, fait avec du bouillon maigre de légumes.

Ou un bol de yoghourt sucré avec de la lactose, ou de la marmelade de fruits cuits et des biscottes.

DÉJEUNER DE MIDI :

Une aile de poulet rôti ou une côtelette de mouton sur le gril.

Une purée de pommes de terre avec très peu de lait et du beurre frais ajouté à même dans l'assiette.

Une crême renversée.

De la marmelade de fruits cuits.

GOUTER DE 4 H. :

Une bouteille de kéfir n° 1, ou un bol de yoghourt lactosé, ou marmelade de fruits, ou potage à la farine lactée (à l'eau ou au bouillon de légumes).

DINER DE 7 H. :

Un potage maigre au tapioca ou à la semoule.

Un plat de pâtes (nouilles, macaronis ou lazagnes, cuits à l'eau légèrement salée (ajouter du beurre frais dans l'assiette).

Une salade cuite.

Marmelade de fruits.

Pain : biscottes ou pain grillé ou longuets de Plombières (Heudebert).

Boissons : Infusion chaude sucrée de pensées sauvages, de tilleul ou de camomille, ou bière de malt (Germyl), coupée d'eau de Plombières-Alliot.

9 H. 1/2 OU 10 H. SOIR :

Infusion chaude sucrée de tilleul ou de fleurs d'oranger.

TROISIÈME PARTIE

Les Régimes dans les Maladies de la nutrition

CHAPITRE PREMIER

Principes directeurs.

Méthode d'examen pour servir de fil conducteur dans les maladies de la nutrition : 1° Pesage des aliments et pesée du sujet ; 2° Analyse de l'urine en régime libre, ou après régime d'épreuve. — Recherches des troubles du métabolisme nutritif par les épreuves de régime ; 3° Examen des selles. — Régime dans la diathèse urique (Goutte, lithiase rénale, rhumatisme chronique, migraine.)

Par ses leçons et ses conférences tant à l'hôpital Laënnec qu'à l'hôpital de la Charité, ou à la Faculté de Médecine, M. Marcel Labbé, professeur agrégé, a su développer nettement, avec la précision scientifique qui caractérise son enseignement, les idées actuelles et ses recherches personnelles sur les maladies de la nutrition. Ce sont ces idées et ces recherches que nous exposerons aussi brièvement que possible dans les articles qui vont suivre.

Comme préface aux régimes des maladies de la nutrition, nous ne saurions mieux faire que de donner dès maintenant un court aperçu de la *méthode d'examen*, que ce jeune maître considère comme *le fil conducteur* indispensable pour arriver à l'établissement du diagnostic, du pronostic et du traitement d'une maladie de la nutrition.

*
* *

Il semble facile *a priori* de diagnostiquer l'obésité, le diabète ou la goutte, mais la difficulté commence quand il s'agit de déterminer la forme d'obésité ou de diabète, leurs complications, leur étiologie, et surtout quand doivent intervenir les épreuves de régime et les recherches de laboratoire.

Sans entrer dans les détails que tout clinicien doit retirer de son premier contact avec le malade, tant par l'interrogatoire et l'examen objectif, que par l'étude des antécédents héréditaires et personnels, retenons toute l'importance qu'il faut attribuer : 1° à l'examen de l'alimentation par le pesage des aliments, et à la pesée quotidienne du sujet ; 2° à l'analyse des urines ; 3° à l'examen des selles.

I. — Examen de l'alimentation par le pesage des aliments De la pesée du sujet

Le malade doit inscrire pendant plusieurs jours tous les aliments ingérés, et les peser au moyen d'une balance de Roberval, placée à côté de lui, sur la table. Il suffira dès lors, pour juger de la qualité du régime, de calculer en calories, d'après les tables d'Alquier, la valeur nutritive des aliments, la proportion relative d'albumine, de graisses et d'hydrates de carbone ingérés, et de reconnaître l'excès de viande. Quant à la pesée du sujet, la courbe du poids est d'une importance capitale : elle permet d'apprécier les effets d'un régime chez les dyspeptiques, les obèses, les amaigris.

II. — Analyse des urines

Il est très important de savoir lire une analyse d'urines. Le médecin doit se rappeler que les matériaux urinaires sont en grande partie le résultat de la combustion des matériaux apportés par l'alimentation, et que l'excrétion urinaire varie avec le régime. C'est ainsi qu'à une forte ingestion d'albumine correspond une forte excrétion d'azote urinaire et d'urée, à un régime hyperchloruré correspond une forte chlorurie, à un régime déchloruré une chlorurie faible. L'excrétion urinaire est donc sous la dépendance directe de l'ingestion alimentaire : elle en est le miroir fidèle.

1° Azote total et urée. — La quantité d'azote total ou d'urée indique la proportion de matière albuminoïde animale ou végétale absorbée. Les chiffres élevés d'azote total ou d'urée sont en rapport avec un régime fortement carné ; les chiffres faibles traduisent, soit un régime insuffisant, soit un régime végétarien.

2° Acide urique. — Le chiffre de l'acide urique renseigne sur la nature de l'albumine consommée, animale ou végétale. S'il est élevé et atteint un gramme, c'est que l'individu est un gros mangeur de viande. S'il est faible et aux environs de 0 gr. 30 à 0 gr. 50, c'est que le sujet est probablement à un régime lacto-végétarien.

3° Chlorure de sodium. — La dose élevée de chlorure de sodium 15 à 20 gr. par exemple, dénotera une habitude mauvaise de saler trop les aliments.

4° Acide sulfurique et phosphorique. — Les quantités de ces deux substances sont surtout en rapport avec l'alimentation globale : elles sont élevées chez les gros mangeurs, faibles chez les petits mangeurs.

5° Densité et dépot. — Une urine dense et rare avec un dépôt indique une insuffisance de boisson, comme on l'observe chez les malades soumis au régime sec. Une urine dense et abondante indique sans doute une forte élimination, mais surtout une alimentation riche et un grand appétit.

L'analyse d'urine peut donc nous apprendre si le malade est gros ou petit mangeur, s'il prend beaucoup, ou peu de viande, s'il aime ou non les aliments salés, en un mot, elle nous renseigne sur le régime alimentaire suivi par le sujet. Une analyse, faite *en régime libre*, ne peut nous fournir d'autres renseignements.

Mais si nous voulons pousser plus loin notre investigation, si nous voulons être renseignés d'une façon plus précise sur le fonctionnement de l'appareil digestif et sur les diverses modalités de la nutrition, nous devons exactement connaître le régime alimentaire correspondant pour pouvoir comparer l'ingestion alimentaire à l'excrétion urinaire.

Pour cela il est nécessaire d'établir un *régime d'épreuve*, parfaitement dosé, qu'on fait suivre pendant trois jours consécutifs, pour diminuer les erreurs possibles venant de l'élimination non immédiate des matériaux ingérés, et on recueille seulement les urines de troisième jour.

Quel est ce régime d'épreuve ?

Ce régime, que MM. Marcel et Henri Labbé ont combiné, se compose d'aliments simples dont la composition est connue et facile à calculer. Il présente les caractères d'un régime mixte, d'une digestion et d'une absorption faciles, et composé d'albumine animale et d'albumine végétale en proportions à peu près égales. Voici ce régime :

Régime d'épreuve

Petit déjeuner du matin :

Une tasse de chocolat au lait, ou de café au lait avec pain (70 gr.) et beurre (16 gr.).

a) recette du chocolat. Faire fondre 31 gr. de chocolat dans un peu d'eau, évaporer jusqu'à consistance de pâte, ajouter 130 gr. de lait, et faire bouillir.

b) recette du café au lait. Faire passer de l'eau chaude dans un filtre sur 8 gr. de café torréfié en poudre, ajouter 200 gr. de lait et 15 gr. de sucre.

Déjeuner de midi :

1° *Pain*, 100 gr.

2° *Un plat de viande*, 80 gr. (pesés crus) de bifteck, additionnés de 10 gr. de beurre ; ou 100 gr. (pesés crus) de veau maigre cuit avec 10 gr. de beurre.

3° *Un plat de légumes*, soit pommes de terre 150 gr. (pesées crues) cuites à l'eau, et assaisonnées avec 15 gr. de beurre, soit du riz, 50 gr. (pesé cru et sec), cuit à l'eau et assaisonné avec 10 gr. de beurre.

4° *Confiture*, 25 gr. de gelée ou de marmelade, au choix.

5° *fruits, en été*, fruits frais, soit 50 gr. de pommes ou de poires (pesés après pelage), soit 50 gr. de grains de raisins (pesés sans branches).

En hiver, fruits secs, soit 30 gr. de figues sèches (déchets non comptés).

Soit 35 gr. de grains de raisin sec (sans branches).

6° *Boisson.* Eau pure, 50 centilitres, ou 40 centilitres d'eau additionnée de 10 centilitres de vin rouge.

Diner de 7 h. :

1° *Pain*, 75 gr.

2° *Potage*, 25 centilitres de bouillon de viande dégraissé ;

3° *Un plat de viande*, 80 gr. (pesés crus) de viande de mouton, sans déchets, ou de poulet désossé (le mouton est servi rôti dans son jus).

4° *Un plat de légumes*, 30 gr. de nouilles ou de macaronis, assaisonnés, après cuisson et égouttage, de 15 gr. de beurre, ou 30 gr. de lentilles assaisonnées de 15 gr. de beurre, après cuisson.

5° *Entremets*, 50 grammes d'un entremets dans la composition duquel on fait entrer les matières suivantes :

Lait	150 gr.
Farine de riz	10 gr.
Sucre	35 gr.
Œuf complet	40 gr.
Beurre	5 gr.
Total	240 gr.

6° *Dessert*, raisin sec, 20 gr., ou pommes, ou poires, 50 gr.
7° *Boisson*, comme à midi.

Nota. — Faire cuire tous les aliments ci-dessus sans sel. Peser à l'avance 10 gr. de sel pour toute la journée, qui seront répartis dans les aliments au gré du malade, et devront être employés entièrement.

De plus, il faut noter, soigneusement toutes particularités ou divergences au régime ci-dessus, qui auraient pu se produire pendant les deux jours qui précèdent et le jour qui accompagne l'analyse.

Ce régime d'épreuve apporte :

Albumine	77 gr.
Azote	12 gr. 30
Graisse	64 gr.
Matières hydrocarbonées	272 gr. 05
Acide phosphorique	2 gr. 47
Chlorure de sodium	11 gr. 82

Ce régime, imposé à des sujets sains, de poids, d'âge et de sexe différents a donné aux auteurs des chiffres d'élimination urinaire très voisins. La moyenne physiologique, qui lui correspond, est représentée par les chiffres suivants :

Azote total	11 gr. 61
Azote de l'urée	10 gr.
Urée	21 gr. 06
Phosphates (exprimés en P^2O^3)	2 gr. 16
Chlorures (en NaCl)	11 gr. 05
Acide urique et bases puriques	0 gr. 55
Rapport azoturique	86 gr. 06

Ces chiffres servent ainsi de *base d'appréciation précise* et permettent de comparer les éliminations urinaires d'un individu quelconque à celles des sujets sains et de déceler des vices d'alimentation ou des troubles de la nutrition. En voici un exemple.

Une femme obèse, diabétique, atteinte de néphrite interstitielle, vient consulter pour des accidents d'hypertension artérielle. Son analyse d'urine est la suivante :

Quantité	1500 cc.
Densité	1021 cc.
Résidu fixe	60 gr.
Extrait minéral	24 gr.
Urée	29 gr. 07
Acide urique	1 gr. 23
Chlorure de sodium	14 gr. 32
Glycose	13 gr. 06
Albumine	1 gr. 54

Cette analyse indique que la malade mange trop de tout et en particulier de la viande, qu'elle prend trop de sel, et que les accidents d'hypertension sont produits par les écarts alimentaires.

Le régime qui est alors prescrit, est un régime sans purines, régime lacto-végétarien réduit et hypochloruré.

Vingt jours après, l'analyse d'urine est la suivante :

Quantité	1700 cc.
Densité	1009 cc.
Résidu fixe	37 gr.
Extrait minéral	15 gr. 04
Urée	15 gr.
Acide urique	0 gr. 43
Chlorure de sodium	8 gr. 44
Glycose	0 gr.
Albumine	0 gr. 63

Cette analyse démontre toute l'influence de l'alimentation sur l'excrétion urinaire en même temps qu'elle s'accompagne d'une amélioration notable présentée par la malade.

L'analyse d'urine après régime d'épreuve suffit à renseigner le clinicien dans la majorité des cas.

Veut-on cependant rechercher un trouble fonctionnel déterminé *tel qu'un trouble du métabolisme purique* caractéristique de la goutte, ou un *trouble du métabolisme hydro-carboné* spécial au diabète, ou un *défaut d'élimination chlorurée* comme on le rencontre parfois dans le mal de Bright ?

Il faut alors instituer des *épreuves de régime*, destinées à mettre bien en évidence le trouble du métabolisme... Voici par exemple un malade atteint d'un rhumatisme chronique anormal avec dépôts calcaires et tophacés. Est-il goutteux ? On recherche le trouble du métabolisme des *purines*. Pour cela on le soumet à l'épreuve de la viande, proposée par Van Noorden. Le malade est mis d'abord à un régime sans purines, et on dose son excrétion purique. Puis il est mis au régime de la viande qui apporte des purines, et on recherche par l'analyse d'urine si celles-ci sont bien éliminées. Il en est de même pour la recherche du métabolisme des *chlorures*. Un brightique est mis à un régime déchloruré, on dose son excrétion chlorurée urinaire, puis on lui fait prendre une forte dose de sel et on recherche par l'analyse d'urine, si le sel est éliminé ou retenu.

Il en est de même enfin pour le diagnostic d'*une affection hépatique*, par l'épreuve du passage d'amino-acides dans l'urine. On fait ingérer au malade 10 gr. de peptone de Witte. Chez un sujet normal, cette peptone ne détermine pas d'augmentation d'amino-acides, pas de peptonurie. Mais, chez un sujet atteint d'une affection hépatique, il y aura peptonurie et amino-acidurie.

III. — Examen des selles

L'examen de l'urine doit être complété par l'examen des selles. Il y a des malades en effet dont l'absorption intestinale, par suite des troubles digestifs qu'ils présentent, est notablement diminuée. Malgré une ingestion d'aliments qui paraît suffisante, ces malades sont insuffisamment nourris, et leur excrétion urinaire est faible. Si on examine leurs selles, on constate une grande quantité de déchets alimentaires non absorbés. En voici un exemple.

Une jeune femme *maigrit* malgré une alimentation abondante: l'examen des urines, fait à plusieurs reprises, dénote la faiblesse du chiffre de l'urée éliminée, 10 grammes environ. En même temps elle présente des selles abondantes, molles, pâteuses, contenant une grande quantité de graisses et de fibres musculaires non digérées. On en conclut que cette malade est atteinte d'une insuffisance fonctionnelle de la sécrétion pancréatique, d'où découle une absorption intestinale insuffisante, expliquant à la fois et l'amaigrissement et la faible quantité d'urée dans l'urine, bien que cette malade soit une forte mangeuse de viande.

Ces analyses d'urines et des selles permettant d'apporter plus de précision dans le diagnostic en déterminant d'une façon rigoureuse le bilan de la nutrition, c'est-à-dire le bilan exact des entrées et des sorties; elles permettent aussi de bien établir un régime alimentaire et d'en constater les heureux effets. Il en résulte que pour bien soigner un malade atteint d'une maladie de la nutrition, il faut : 1° rechercher le trouble nutritif par l'examen des urines et des selles après trois jours de régime d'épreuve ; 2° rechercher le trouble du métabolisme nutritif par les épreuves de régime ; 3° reconnaître l'organe malade responsable du trouble nutritif : estomac, intestin, pancréas, foie, reins, et voir si au trouble nutritif s'ajoute un trouble d'absorption ou d'élimination...

CHAPITRE II

Le régime dans la diathèse urique (goutte, rhumatisme chronique, lithiase rénale, uricémie, migraine).

Réflexions. — La diathèse urique ou uricémie n'est autre chose qu'un métabolisme défectueux des substances nucléiniques. Elle comprend plusieurs états morbides : la goutte, la lithiase rénale, la migraine,certaines formes de rhumatisme chronique. Ces états morbides sont dûs vraisemblablement à l'accumulation de l'acide urique dans l'organisme, provoquée par une alimentation carnée exagérée et s'accompagnent ordinairement d'artério-sclérose.

Il est prouvé aujourd'hui par les travaux de Fischer que cet acide urique provient des *nucléo-albumines*, qui renferment, dans leur constitution, *un noyau purique* d'où dérivent par oxydation successive, l'hypoxanthine, la xanthine et l'acide urique. Ces nucléo-albumines font partie intégrante des muscles et de la trame des viscères tels que reins, foie, rate, thymus ; elles entrent aussi dans la composition des légumes secs.

Le principe du traitement de la diathèse urique est donc : 1° de réduire *la formation* de l'acide urique en donnant un régime dont les aliments soient dépourvus de nucléo-albumines ou de purines ; 2° de favoriser l'*oxydation* de l'acide urique, formé dans l'organisme, par l'hygiène générale, l'exercice, l'hydrothérapie, les frictions cutanées ; 3° de faciliter la *solubilisation* de l'acide urique dans les tissus par les médicaments, tels que la lithine, la pipérazine, l'uricédine, l'uraseptine, le dialyl, l'atophan, etc..., et en alcalinisant l'organisme par le régime végétarien, les fruits ; 4° de faciliter également l'élimination de l'acide urique par les boissons abondantes et par les cures d'eaux minérales. (Vittel, Contrexéville, Martigny, Plombières-les-Bains, Vichy-Célestins, Evian, Thonon).

Le régime alimentaire constitue surtout la base du traitement de l'uricémie :

1° Pendant la période aigue ou pendant les accès. — Le régime lacté sera institué, accompagné de boissons abondantes, d'infusions (queues de cerises, chiendent, stigmates de maïs).

2° Pendant les intervalles. — *a) Un régime sévère* convient aux goutteux et aux lithiasiques. Ce régime sera surtout lacto-ovo-végétarien. Il se composera de lait, laitages, fromages frais, fromages cuits, œufs, farines de céréales, pain, pâtes alimentaires, pâtisserie, entremets, biscuits, sucre, pommes de terre, riz, légumes verts (sauf exceptions) salades, tomates, oignons, fruits crus et fruits cuits ; boissons abondantes entre les repas ; aux repas, la boisson sera : de l'eau pure, de l'eau d'Evian, de l'eau de Plombières-Alliot, du cidre, ou des infusions diurétiques.

b) *Un régime moins sévère*, comprenant des aliments autorisés *avec grandes réserves*, convient aux suralimentés, aux sédentaires, aux arthritiques atteints de douleurs rhumatoïdes, de myalgies, de crises de migraines. Ce régime comprend les viandes de boucherie, de porc, de volaille, de poisson, les légumes secs (pois, haricots, lentilles, fèves), le pain complet, les épices, le poivre, le café, le thé, le chocolat, le vin, la bière, les liqueurs.

c) *Régime d'exclusion* : Si le régime de l'uricémie doit être un régime *sans purines*, c'est-à-dire sans nucléo-albumine, il doit être aussi sans *acide oxalique*, car la lithiase oxalique accompagne souvent la lithiase urique. *Les aliments riches en purines*, qui doivent être *interdits* sont : le ris de veau (thymus), les viscères tels que le foie, les rognons, la cervelle, les tripes, le gibier, les viandes noires,la charcuterie,la laitance de poisson, le bouillon gras, l'extrait de viande, le jus de viande, les truffes, les champignons.

Les aliments, qui renferment de l'acide oxalique et doivent être interdits sont : le cacao, le chocolat, le thé, l'oseille, l'épinard, le poivre, la rhubarbe, la betterave, le chou-rave, les haricots blancs, les haricots verts, les pois chiches, les choux de Bruxelles, les asperges.

Menu-type d'un uricémique atteint de goutte ou de lithiase rénale (régime sans purines).

PETIT DÉJEUNER DE 8 H. :

Potage à l'eau ou au lait, très peu salé, à la farine d'orge, ou de maïs, ou au tapioca — ou bien compote de fruits cuits ou fruits frais (raisins, pêches, abricots).

10 heures. Infusion diurétique ou 250 cc. d'eau faiblement minéralisée.

DÉJEUNER DE MIDI :

Un ou deux œufs à la coque, sur le plat ou en omelette.

Riz à l'eau ou au lait, ou pâtes alimentaires, ou pommes de terre au four ou en purée.

Un légume vert : chicorée cuite ou tomates au gratin.

Fromage frais, marmelade de pommes ou d'abricots. Pain.

Un verre à bordeaux de vin blanc et deux verres d'eau d'Evian, de Thonon, ou de Plombières-Alliot.

Infusion chaude de malt torréfié (café Kneipp).

GOUTER DE 4 H. :

Une tasse de lait, ou une infusion légère de thé, sucré, avec un peu de lait.

DINER DE 7 *h.* :

Potage aux poireaux et pommes de terre.
Un œuf à la coque.
Choux-fleurs.
Salade de laitue ou endives.
Charlotte à la crème.
Fruits crus (raisins, pêches, oranges) ou secs (figues, dattes).
Pain et boisson, comme à midi.

A 10 HEURES :

Infusion chaude de tilleul, ou de chiendent.

CHAPITRE III

Le régime dans les néphrites chroniques.

(*maladie de Bright.*)

Le régime est basé sur la fonction d'élimination rénale. *Celle-ci est-elle suffisante?* Il ne se produit pas d'accidents, c'est la *période de tolérance* de la néphrite chronique. Le régime qui convient est un régime mixte hypochloruré (5 à 6 gr. de sel par jour). Menu-type d'un brightique à la période de tolérance, sans accidents urémiques. — *L'élimination est-elle insuffisante?* Si l'insuffisance d'élimination porte sur les *chlorures*, il se produit des *accidents de rétention chlorurée* ou d'urémie hydropigène avec ou sans œdème: le régime qui convient est un *régime mixte déchloruré* (sans sel). Si l'insuffisance d'élimination porte sur *les produits azotés*, des accidents d'*urémie sèche* se produisent. Le régime qui convient est le *régime végétarien type*, (sans légumineuses ni oxalates). — Ces deux phases de rétention chlorurée et de rétention azotée, simultanées ou isolées, constituent la *période d'intolérance* de la néphrite chronique.

Réflexions. — Au cours d'une néphrite chronique, quelle que soit sa forme anatomo-pathologique, épithéliale ou interstitielle mixte ou avec dégénérescence amyloïde, les reins remplissent plus ou moins bien leur *fonction d'élimination*. Tant que cette *élimination est suffisante*, il ne se produit dans l'organisme aucune rétention de substances nocives telles que chlorures ou produits azotés, donc pas d'accidents urémiques : *c'est la période de tolérance de la néphrite*. Que cette *élimination devienne insuffisante*, il se produit alors une rétention de substances nocives qui peuvent déterminer des accidents urémiques dont la nature varie selon que la rétention porte sur les chlorures ou sur les produits azotés ». La rétention chlorurée et la rétention azotée peuvent apparaître séparément ou simultanément. C'est la période *d'intolérance de la néphrite chronique.*

Le régime à établir varie selon qu'on est en présence de la période de tolérance, ou de la période d'intolérance avec les accidents de rétention chlorurée ou de rétention azotée.

I. — Période de tolérance.

Dans cette période, l'élimination rénale se fait d'une façon suffisante, la néphrite est tolérée, les œdèmes font défaut, l'albuminurie persiste et quelquefois même disparaît.

Le régime lacté pur, intégral, ne convient pas à cette période. Le lait constitue sans doute un excellent aliment mais à la longue il devient déprimant et même nuisible. C'est ainsi que pris à trop haute dose, 5 à 6 litres par jour, le lait peut donner lieu à des troubles digestifs et à des phénomènes toxiques, dus à la suralimentation.

Les dérivés du lait peuvent rendre des services : lait caillé, kéfir, yoghourt, fromages frais, fromages cuits.

Le régime lacto-ovo-végétarien et fruitarien peut convenir à la condition que les œufs soient bien digérés et n'augmentent pas l'albuminurie. Aussi les œufs ne sont-ils permis qu'à dose modérée et après une cuisson convenable ! Le blanc de l'œuf doit être coagulé, car non cuit il peut n'être pas transformé et donner naissance à de l'ovo-albuminurie. Les œufs crus sont interdits pour cette même raison.

Le régime végétarien-type convient aux néphritiques, qui persistent à avoir des symptômes d'auto-intoxication digestive avec langue saburrale, haleine forte, digestions pénibles, selles diarrhéiques et fétides.

Le régime à suivre est le régime mixte, dans lequel il faut éviter tout ce qui peut être nuisible, et dans lequel la dose de sel ne dépassera pas 5 à 6 grammes par jour : ce sera un *régime hypochloruré*. Tous les aliments seront cuits sans sel : le brightique n'aura à sa disposition, chaque jour, qu'un paquet de 5 à 6 grammes de sel, avec lequel il assaisonnera lui-même ses aliments.

Ce régime est plus excitant, soutient mieux les forces, et ne pousse pas autant à la suralimentation. Mais il faut se rappeler que la viande est quelquefois mal tolérée, soit qu'elle augmente l'albuminurie dans certaines néphrites interstitielles, soit qu'elle complique d'uricémie la néphrite des goutteux (Castaigne). Examinons ce régime mixte en détail.

Viandes. — Le brightique mangera peu de viande, et une fois par jour seulement. La viande sera bien cuite; plutôt bouillie que grillée ou rôtie. Elle peut être blanche comme le veau, le poulet, le porc frais ou rouge comme le bœuf et le mouton.

Les viandes noires comme le gibier de poils ou de plumes sont nuisibles, à l'exception de la caille et du perdreau, pourvu qu'ils soient très frais. Les viandes faisandées ou marinées renferment des substances toxiques et doivent être évitées. Il en est de même de la charcuterie, du boudin, des saucisses, du canard à la rouennaise, des pâtés truffés, des conserves de viande, du bouillon gras, du jus de viande, des extraits de viande, et des viscères tels que : foie, reins, cervelle.

Le poisson doit être bien frais. Le poisson de rivière est préférable. Le poisson se putréfie très vite pendant la saison chaude, et, même transporté dans la glace, il est nuisible. Le poisson de mer, renfermant trop de sel, est à éviter de même que les crustacés, les mollusques, les huîtres, les moules, la morue salée, les conserves de poisson.

Les graisses d'origine animale ou végétale sont sans danger. Le beurre frais est permis, mais non salé.

Légumes. — Les légumes frais, les céréales, les pâtes, le riz, les pommes de terre, les fruits, le pain, constituent les aliments de choix pour le brightique. Celui-ci usera avec modération des *légumes secs* à cause de leur forte teneur en *albumine.* Si le brightique est atteint en même temps de goutte ou de lithiase rénale, on devra lui interdire les légumes pui renferment des *oxalates* et de l'*acide oxalique* : oseille, épinards, haricots verts, rhubarbe, cacao, chocolat.

On peut lui permettre des salades avec du vinaigre de vin ou du jus de citron.

Boissons. — La boisson sera abondante pour laver les reins et diluer les urines. Avec un régime hypochloruré, il n'y a pas à redouter la rétention de l'eau dans l'organisme, même dans la néphrite interstitielle avec hypertension. Cette boisson peut être de l'eau faiblement minéralisée, Evian, Thonon, Plombières-Allier, Contrexéville, Vittel, Alet, Pougues. Elle peut être coupée d'un peu de vin blanc ou de bière de malt de Desjardins, ou de bière légère. Le café et le thé seront légers et à dose modérée. On peut aussi prescrire les infusions de queues de cerises, de stigmates de maïs, de chiendent, de feuilles de Buchu, ou de feuilles de busserole (uva-ursi).

Ce régime mixte peut être prescrit, d'après M. Marcel Labbé, sur une ordonnance, de la façon suivante :

L'alimentation se composera principalement de :

Lait et laitages, fromages frais non salés, fromages cuits.

Potages au lait ou aux légumes.

Pommes de terre, riz, pâtes alimentaires, semoule, tapioca, céréales décortiquées ou en farines.

Légumes verts, fruits crus et cuits, confitures.

Entremets sucrés, pâtisseries, biscuits.

Beurre, crèmes fraîches et crèmes cuites.

Il sera fait un usage modéré de :

Viandes grillées, rôties ou bouillies : porc frais, jambon, bœuf, mouton, volaille, poisson frais de rivière.

Œufs cuits.

Légumes secs, oseille, épinards, haricots verts, asperges, rhubarbe, champignons.

Pain, brioche, chocolat.

Il est interdit d'une façon absolue de prendre :

Viandes noires, gibier de plumes ou de poils, poisson de mer, mollusques, crustacés, salaisons, conserves, charcuterie, bouillon gras, extrait de viande.

Fromages forts (roquefort, gorgonzola, camembert, brie).

*
* *

Menu-type d'un brightique à la période de tolérance (sans accidents urémiques) :

PETIT DÉJEUNER DU MATIN, 8 h.:

Café au lait sucré avec pain beurré.

DÉJEUNER DE MIDI :

Potage au lait et pâtes.
Rôti de porc frais,
Pommes de terre en purée.
Pudding au riz.
Marmelade de pommes.
Pain ordinaire.

GOUTER DE 4 h.:

Lait (250 cc.) et biscuits secs.

DINER DE 7 h.:

Potage au bouillon de légumes et pâtes.
Œufs à la coque, n° 2.
Nouilles au fromage et beurre (10 gr.).
Poires cuites.
Pain ordinaire.

Boissons :

Vin blanc .... 0 l. 30
Eau .... 1 l. 50

Nota. — Les aliments sont cuits sans sel. Employer sur la table 5 gr. de sel par jour.

II. — Période d'intolérance.

Dans cette période apparaissent des accidents urémiques dus à la rétention des chlorures (Widal et ses élèves) ou à la rétention azotée, caractérisée par une trop grande quantité *d'urée* dans le sérum sanguin.

Il en résulte *deux grands syndromes d'accidents :*

a) Le premier, dû à la rétention chlorurée est caractérisé par l'œdème des membres inférieurs, des poumons, l'œdème cérébral, l'anasarque, l'ascite, les épanchements pleuraux : c'est la *néphrite hydropigène.*

Il peut aussi y avoir des cas de *rétention chlorurée sans œdème*, d'après MM. Ambard et Beaujard.

b) Le second, dû à la rétention azotée est caractérisé par des accidents toxiques qui frappent surtout le système nerveux (céphalée, obnubilation intellectuelle, dyspnée, *sine materiâ*) ou l'appareil digestif (stomatite, diarrhée). C'est la *néphrite urémigène.*

a) Accidents de rétention chlorurée.

Le régime déchloruré, si bien formulé par MM. Widal, Javal et Achard, est ici nettement indiqué. Il doit être aussi pauvre que possible en sel pour faciliter l'expulsion des chlorures retenus dans l'organisme. *Cette cure de déchloruration* se fait plus ou moins lentement, se fait mieux chez les malades qui gardent le lit, s'arrête quelquefois après un bon début, ou ne se fait pas du tout. Dans ces deux derniers cas, il faut faciliter la cure par des médicaments tels que la *théobromine*, et par l'application de mouchetures sur les membres inférieurs œdématiés. Il faut autant que possible peser le malade tous les jours pour suivre l'évolution de la cure.

Quel régime donner ? Le régime lacté absolu ? Mais nous

savons que trois litres de lait fournissent de 4 gr. 50 à 6 grammes de sel.

Le régime mixte, au contraire, convient à merveille, parce qu'il peut ne pas apporter plus de 1 gr. 50 de sel par jour. C'est donc lui qu'il faut choisir.

Le pain sera sans sel, car le pain ordinaire renferme 10 gr. de sel par kg. Pour que le pain sans sel sèche moins vite, il suffit d'ajouter un peu *de lait* à sa préparation, ce qui le rend plus agréable et plus onctueux.

La viande sera crue, grillée ou rôtie, assaisonnée de beurre, de moutarde, de citron ou de vinaigre.

Le poisson de rivière est permis, mais non le poisson de mer.

Les potages seront des soupes maigres de légumes additionnées de pâtes, des soupes au potiron, etc.

Les œufs seront bien frais, à la coque, ou brouillés.

Le beurre sera sans sel, ainsi que le fromage. La crème fraîche est permise.

Comme *légumes*, les pommes de terre à l'eau, au four, sautées au beurre, en salade, en purée, frites, avec du lait ; patates, topinambours, petits pois au beurre, au sucre, carottes, poireaux, légumes verts, salades à l'huile et au vinaigre.

Céréales, riz au sucre, au lait, en entremets.

Il est bon de relever un peu la fadeur du régime par quelques assaisonnements, tels que : le citron, du bon vinaigre de vin, les épices, le céleri, le cresson. Pour donner du goût aux sauces et aux légumes, on leur ajoute de la gelée de viande faite sans sel, et un mélange d'estragon, de thym, de laurier, d'oignon, de persil. Toutefois la cuisine du brightique ne doit pas être trop épicée, sous peine d'être congestionnante pour les reins.

On devra surtout remplacer les mets salés par les plats sucrés.

Comme boisson, eau légèrement minéralisée, pure ou additionnée d'un peu de jus de citron ; bière, cidre, vin, thé, café avec modération.

Il faut exclure du régime les conserves, les viandes salées, ou fumées, la charcuterie, la choucroute, les olives, le pain ordinaire, les huîtres, les moules, le poisson de mer, et la plupart des fromages.

Nota. — Si les accidents de chlorurémie se prolongeaient pendant longtemps, il faudrait avoir recours au lait (régime intégral).

b) Accidents de rétention azotée (urémie sèche).

Il ne faut ici ni *régime lacté absolu*, ni *régime déchloruré ordinaire*, car, l'albumine étant l'élément dangereux du régime, il ne faut donner au brightique ni lait, ni œufs, ni viande, en un mot rien qui puisse donner de l'albumine.

Le régime qui convient est le *régime végétarien-type*, dont on devra exclure les légumineuses trop azotées (pois cassés, lentilles, haricots), et les aliments qui renferment des oxalates et de l'acide oxalique.

Ce régime se composera de pain ordinaire, ou de pain sans sel, de soupes aux légumes, de légumes verts, d'entremets sucrés (sans œuf ni lait), de fruits, de crème fraîche, de sucre, et de sirop.

Dans la période aiguë ou des grands accidents, on prescrira la diète hydrique ou de l'eau lactosée pendant deux ou trois jours, puis on arrivera peu à peu au régime végétarien. Au fur et à mesure que le malade guérit, on arrive au régime lacto-végétarien, puis lacto-ovo-végétarien...

CHAPITRE IV

Le Régime dans l'obésité (1).

Reflexions. — Dans l'établissement du régime d'un obèse, il faut supprimer les graisses, les hydrates de carbone (pâtes et légumes secs), le pain qu'on remplace par des biscottes, et arriver progressivement à un régime de 1.500 à 1.000 calories. Mais il faut avoir bien soin de faire maigrir l'obèse de sa *graisse seulement* et *non de ses muscles*. Pour cela, il faut lui donner la ration d'*albumine* dont il a besoin et lui imposer quelques exercices musculaires. Soit un obèse de 100 kilogs, mesurant 1 m. 65. On devra lui donner 65 à 70 grammes d'albumine environ. Le régime ne sera plus de 35 à 45 calories (2), mais de 20 à 25 calories et même moins, par kilog. de poids qu'il doit normalement avoir, c'est-à-dire 65 kilog. M. Marcel Labbé n'a-t-il pas démontré que l'*équilibre de poids* a été maintenu chez des obèses avec un régime fournissant seulement de 15 à 20 calories par kilog de poids corporel ? Donc un obèse de 100 kilogs, mesurant 1 m. 65 devra avoir un régime de 65 kilog. × 20 calories = 1.300 calories.

*
* *

Le régime d'un tel obèse se composera de quatre repas par jour.

---

(1) Leçons du Dr Marcel Labbé, professeur agrégé, à l'hôpital de la Charité, semestre d'hiver 1911-1912.

(2) Voir l'établissement d'un régime alimentaire, p. 5.

1° Le matin, au petit déjeuner:

Une tasse de thé (200 gr.) avec un seul morceau de sucre, un œuf à la coque.

Une biscotte de 10 grammes.

Vers 10 heures du matin, s'il existe une sensation de faim avec défaillance, prendre de préférence une tasse de bouillon de viande, peu salé.

2° Déjeuner de midi :

Quatre plats :

1er *plat.* Hors-d'œuvre tels que radis, tomates, céleris crus, 30 grammes.

2e *plat.* Viande maigre dégraissée, viande de boucherie, de volaille ou de poisson; chaude ou froide, ne dépassera pas 50 grammes pesée cuite (la valeur d'une petite côtelette parisienne).

3e *plat.* Légumes verts tels que choux, choux-fleurs, choux de Bruxelles, salade cuite, chicorée, tomates, céleris, andives, artichauts, asperges, quantité : 200 grammes.

Ces légumes seront cuits à l'anglaise, sans beurre. Le malade peut ajouter cependant à même dans son assiette la valeur d'une noisette de beurre.

A la place d'un légume vert, le malade peut prendre une salade verte, non cuite, assaisonnée avec très peu d'huile: 200 grammes.

4e *plat.* Fruits crus ou cuits ; 100 grammes (pas de bananes).

Pain. 50 grammes de pain ordinaire (croûte avec mie).

Ou bien 40 grammes de biscottes.

Boisson: un 1/2 verre de vin coupé d'eau à discrétion. Le malade peut boire à sa soif.

3° Gouter.

Une tasse de lait sucré (un seul morceau de sucre), 150 gr.

Ou une tasse de thé avec un ou deux biscuits secs.

4° DINER.

Un potage au bouillon de viande, ou au bouillon de légumes. (pas de potages épais, surtout sans pain ni pâtes), viande, légumes verts, fruits, pain et boisson, comme au déjeûner.

REMARQUES :

On peut remplacer par les œufs : 50 grammes de viande par exemple, par un ou deux œufs.

On peut également remplacer un plat de légumes verts par un plat de légumes secs, tels que lentilles, pois cassés, pommes de terre (30 grammes). Ces légumes doivent être bien cuits et assaisonnés avec très peu de beurre (5 grammes) et avec très peu de sel.

On doit proscrire, surtout chez la femme, les mets sucrés, et les entremets.

Ce régime comprend 72 grammes d'albumine et a une valeur énergétique de 1.127 calories. Cette valeur réduite à 1.072 calories par la suppresison du sucre.

CHAPITRE V

Le Régime dans l'amaigrissement ou Régime d'un malade atteint d'inanition par suite d'anorexie mentale ou d'un régime de famine.

(Régime de suralimentation).

Réflexions. — Il est des individus qui pèchent par excès d'alimentation : ce sont les obèses. Nous leur avons établi *un régime d'hypo-alimentation*.

Il en est d'autres, au contraire, qui pèchent par insuffisance d'alimentation ; ce sont des malades atteints de dyspepsie ou d'anorexie mentale, ou réduits à des régimes de famine, et pour lesquels il convient d'établir un régime de suralimentation.

Cette insuffisance détermine peu à peu de l'amaigrissement et s'accompagne souvent d'un état d'inanition capable de produire des troubles qui ne disparaissent qu'après récupération du poids normal. MM. Albert Mathieu et J.-Ch. Roux ont tout particulièrement insisté sur ces troubles : ce sont la *diminution de la matité hépatique*, l'atonie gastrique, la langue blanche, la diminution notable de l'urée dans l'urine des 24 heures, l'hyperesthésie du plexus solaire.

C'est en présence de tels malades que M. le professeur Déjerine, dans ses belles leçons sur les psychonévroses, a jeté un véritable cri d'alarme contre l'abus de certains régimes, quand le médecin, non averti, ne sait pas faire la part des troubles fonctionnels ou organiques de l'estomac ou de l'intestin, et des troubles purement psychiques, si souvent observés chez les faux gastropathes et les faux entéropathes.

Comment faut-il engraisser ces malades ? Le régime le plus simple est encore *le régime lacté*, à la condition toutefois, qu'il soit bien supporté. Chez l'adulte, ce régime peut être prescrit selon la formule de M. Armand Gautier.

Deux litres de lait sucré à 40 grammes de sucre par litre (4 morceaux de sucre) et 100 gr. de biscuits ou de pain grillé, qu'on peut remplacer par du riz, des pâtes, des farines, du tapioca. Ce régime apporte 83 gr. d'albumine, 74 gr. de graisse, et 200 gr. d'hydrates de carbone ; ce qui équivaut à 1869 calories.

Pour être bien digéré, le lait doit être pris par doses fractionnées toutes les 2 heures 1/2 ou toutes les 3 heures, à la dose d'un bol d'une contenance de 300 à 400 cc. et bu très lentement ; il peut être pris chaud ou froid, pur ou aromatisé avec un peu de Kirsch ou de cognac, de jus de citron, d'eau de fleur d'oranger, de vanille, ou d'essence de badiane (deux gouttes par bol) ou coupé avec un peu d'eau de Vals, d'eau de Vichy, ou acidulée avec de l'acide carbonique (Marcel Labbé).

Si le lait est mal toléré, mal digéré, s'il donne des fermentations, on peut le remplacer par un régime *composé d'hydrates de carbone*, dont les déchets ne sont que de 10 p. 100. On évitera surtout d'engraisser ces malades avec les substances albuminoïdes dont les déchets sont de 40 p. 100, déchets qui encombrent les tissus sous forme de purines, de xanthines, etc.

Les *hydrates de carbone* prescrits seront *le beurre* de 100 à 120 grammes par jour, *le sucre* dans la boisson des repas, *le jus de raisins* non fermenté qui renferme de 150 à 180 gr. de glucose par litre, soit 800 calories par litre de jus de raisins, *la bière de malt* qui renferme 350 à 400 calories par bouteille, des bouillies de céréales ou de farines, des pâtes, des œufs sous forme de crèmes renversées ou de puddings. Le régime doit comprendre *une ration normale* en rapport avec le poids que le malade doit normalement avoir, plus un *supplé-*

ment pour faire de la suralimentation et arriver peu à peu à récupérer son poids normal.

Ce supplément sera par exemple de 1.000 calories sous la forme de deux bouillies par jour. Chaque bouillie sera ainsi composée :

500 grammes de lait	350 calories
20 gr. de farine d'avoine	80 —
10 gr. de beurre	80 —
10 gr. de sucre	40 —
	500 calories

Les repas du malade seront rapprochés : 8 heures du matin, 10 h., midi, 4 h., 8 h. du soir.

Une recommandation importante consiste à faire coucher les malades après leurs repas, au début de la suralimentatoin, surtout si l'estomac est atone et ptosé, à ne pas attendre que l'estomac soit vide pour donner un autre repas, et à laisser l'estomac tout à fait au repos pendant la nuit.

*
* *

Recette de préparation anglaise des puddings.

(*Vermicelle, tapioca, crême de riz, arow-root, semoule, sagou, maïzena, corn-flower*).

On fait bouillir un demi-litre de lait, on y jette en pluie trois bonnes cuillerées à soupe de semoule ou autre farine qu'on laisse cuire pendant quinze à vingt minutes, en remuant de temps en temps avec une spatule.

On retire du feu, on met dans une terrine, on ajoute deux cuillerées de sucre en poudre, deux jaunes d'œuf et un blanc battu en neige.

On verse dans un moule, on fait cuire au bain-marie, à feu modéré, pendant dix à quinze minutes, ou au four.

On peut servir, en versant sur le pudding, une gelée de confitures, ou du jus de fruits.

CHAPITRE VI

Le Régime dans le diabète

Il existe deux formes de diabète : le diabète sans dénutrition ou diabète gras, et le diabète avec dénutrition ou diabète maigre. — *Dans le diabète sans dénutrition*, deux méthodes existent pour combattre l'hyperglycémie : la méthode rapide ou de Guelpa, et la méthode lente. — Evaluation de la tolérance de l'organisme pour les hydrates de carbone. — Examen du régime d'un diabétique. — Echelle de tolérance pour les hydrates de carbone. — Prescription d'un régime. — Médication alcalino-sulfatée. — *Dans le diabète avec dénutrition* le régime doit combattre : 1° la déperdition azotée ; 2° l'hyperglycémie ; 3° l'acidose. Quatre sortes de régimes ont été proposées : régime mixte, régime lacté, régime d'avoine régime des légumes secs. — Médication alcaline.

*
* *

Réflexions. — Le diabète est caractérisé par un trouble de la nutrition qui consiste dans l'impossibilité de brûler tout ou partie des hydrates de carbone qui sont introduits dans l'alimentation ou se forment dans l'organisme.

Il existe deux formes de diabète : un diabète sans dénutrition ou diabète gras, et un diabète avec dénutrition ou diabète maigre.

I. — Diabète sans dénutrition.

Dans ce diabète, l'équilibre azoté est conservé, et la tolérance pour les hydrates de carbone est plus ou moins élevée. Le régime consiste donc à lutter *contre l'hyperglycémie par la cure de réduction des Hydrates de Carbone*. Pour cela, il existe deux méthodes : 1° la *méthode rapide* ou méthode Guelpa qui consiste à supprimer complètement les hydrates de carbone et les autres aliments pendant trois jours, pendant lesquels le malade prend chaque jour un purgatif salin et des boissons abondantes. 2° La *méthode lente* qui consiste à réduire progressivement les hydrates de carbone et souvent aussi les autres aliments.

Cette dernière méthode est préférable à employer chez les amaigris ou ceux qui offrent une tendance à l'acidémie.

Comment évaluer *la tolérance de l'organisme* pour les hydrates de carbone et établir un régime de tolérance ?

De la façon suivante : Après avoir fait disparaître la glycosurie, on augmente peu à peu le régime hydrocarboné jusqu'à la réapparition du glucose. A ce moment, on abaisse de nouveau le régime pour faire disparaître le sucre des urines. La valeur de tolérance est comprise entre les deux derniers régimes essayés, c'est-à-dire celui qui donnait et celui qui ne donne pas de glycosurie.

Examinons maintenant quel doit être *le régime d'un diabétique sans dénutrition*, tant au point de vue de la *qualité* que de la *quantité* des aliments.

La viande doit entrer pour une large part dans l'alimentation du diabétique. Elle a l'inconvénient d'apporter trop de purines aux diabétiques qui peuvent être en même temps goutteux. Aussi doit-on préférer les viandes grasses, le mouton, le porc, les poissons gras, à moins que le diabétique ne soit en même temps dyspeptique.

Si le diabétique n'est ni goutteux, ni dyspeptique, il peut prendre des abats, du ris-de-veau, des cervelles, du foie gras, des saucisses de très fraîche préparation.

Il faut cependant éviter les *excès de viande* : le régime carné excessif est nuisible aux diabétiques en acidifiant l'organisme, en provoquant l'acidémie et le coma. La dose journalière de viande doit être de 200 à 250 grammes.

La graisse peut être introduite dans la régime sous forme de sauce mayonnaise avec la viande et de sauce hollandaise avec le poisson.

Les œufs sont des aliments-types pour les diabétiques. Deux à six œufs par jour suffisent.

Les fromages gras sont les meilleurs : Gruyère, Hollande, à la dose de 40 à 60 gr. par jour, les fromages frais, le bondon, le petit suisse, le Gervais, le fromage blanc, le lait caillé, à la dose de 80 à 100 gr. par jour.

Le lait ne peut être permis qu'à petite dose, et aux diabétiques ayant une grande tolérance. Le kéfir, le koumis, sont très utiles. Le lait dessucré par le procédé de Gärtner n'est pas désagréable ; il convient aux diabétiques qui ont le dégoût de la viande, et peut être pris avec du café, du thé, du cacao.

La crème fraîche, le beurre, sont de bons aliments pour le diabétique.

Les légumes secs, riches en amidon, sont des aliments dangereux, et doivent être prescrits avec prudence dans le régime du diabétique gras.

Les légumes verts, au contraire, sont très utiles, car à la dose de 300 grammes par jour, ils ne fournissent à l'organisme qu'une dizaine de grammes d'hydrates de carbone.

Ces légumes verts sont : les épinards, l'oseille, les asperges, les radis, les poireaux, les tomates, les aubergines, les concombres, le cardon, les endives, le céleri, la choucroute, les choux de Bruxelles, les choux, les choux-fleurs, les salades : pissenlits, laitue, chicorée.

On peut faire cuire les légumes verts avec un peu de lard fumé. Il faut user avec modération des carottes, des navets, des châtaignes, trop riches en hydrates de carbone.

Quant à la pomme de terre, elle peut avantageusement remplacer le pain. Elle doit constituer pour le diabétique *l'aliment hydrocarboné fondamental*, mais la quantité à prendre doit être exactement prescrite en poids, de 100 à 800 grammes, selon les cas. Comment calculer la quantité permise ? Soit un diabétique ayant une tolérance de 100 grammes d'amidon, on lui permet 10 à 20 grammes au-dessous de sa tolérance, soit 90 grammes.

Etant donné que la pomme de terre renferme en moyenne 20 % d'amidon, on prescrira donc à ce malade 450 grammes de pommes de terre par jour, pesées crues, et préparées au goût du diabétique, sans farine, ni sucre.

Au bout de 8 à 15 jours, on peut remplacer la pomme de terre par un autre aliment dont la quantité apportera la même dose d'hydrate de carbone.

Si on la remplace par le riz, comme celui-ci renferme 70 % d'amidon, les 450 grammes de pommes de terre devront être remplacés par 125 grammes de riz. Il est facile de faire ces substitutions en se reportant à la table suivante (1) qui établit *une échelle de tolérance* pour les aliments hydrocarbonés usuels.

100 grammes d'amidon sont fournis par :

Pommes de terre crues	500 gr.
Farine d'avoine	152 —
Macaroni	138 —
Châtaignes	280 —
Riz	138 —
Haricots	167 —
Lentilles	174 —
Pois cassés	164 —
Lait	2.083 —
Pain blanc	190 —

En règle générale, il faut interdire les céréales, les farines, le riz, les pâtes qui renferment trop d'amidon. Il en est de même du pain et même de la croûte qui, à poids égal, renferme

(1) Thèse du Dr Chauvois, « Les Régimes des Diabétiques » Paris, 1908.

plus d'amidon que la mie. On peut le remplacer par le pain de gluten, le pain essentiel ou le pain d'aleurone de Heudebert, le pain d'amandes de Fougeron, les break-fast de Huntley-Palmers.

Le sucre sera interdit et remplacé par la saccharine (dix centigrammes par jour) sous forme de comprimés dosés à cinq centigrammes. Il en est de même des entremets et des plats sucrés : les crèmes, les gelées, les glaces, les omelettes, peuvent être sucrées avec un peu de saccharine.

Les fruits crus sont permis, tels que amandes vertes, melons, framboises, myrtiles, groseilles à maquereaux ; *fruits secs*, noix, noisettes, amandes ; *fruits cuits*, compote de rhubarbe, de groseilles, de myrtiles.

On exceptera le raisin, les poires, les pêches, les abricots, les fruits confits, ou les fruits desséchés, dattes, figues, poires tapées, raisin sec.

Boisson. Les vins secs de Bordeaux, de Bourgogne, d'Algérie, de la Moselle, du Rhin sont permis ; mais les vins sucrés d'Italie, de Sicile, de Grèce, d'Espagne, de Champagne sont interdits. Le cidre est nuisible ; il en est de même de la bière.

Les liqueurs sont interdites. On peut autoriser, à la rigueur, un peu de cognac, de kirsch ou de wisky.

Le diabétique *doit boire à sa soif* : il lave ainsi son organisme et diminue plus facilement le glucose retenu dans ses tissus.

Comme boisson de table : les eaux de Pougues, de Vals, de Vichy (Célestins), de Plombières-Alliot, d'Alet, d'Evian, de Thonon, de Saint-Galmier, les infusions chaudes ou froides, non sucrées, de tilleul, de houblon, de thé, de camomille.

Le régime peut être prescrit de la façon suivante, à un diabétique que nous supposerons d'une taille de 1 m. 65, d'un poids de 70 kil., et d'une tolérance hydrocarbonée de 100 gr.

1° *Viande* (de boucherie, de volaille, de poisson, de gibier, de charcuterie) .... 300 gr.
Œufs .... n° 3.
Fromage cuit (gruyère ou hollande)............... 50 gr.
ou fromage frais (petit suisse, bondon, Gervais) .... 100 —
Beurre, 60 gr. et crème fraîche .... 100 —

2° *Pommes de terre*............................ 400 —
qu'on peut remplacer par un des aliments suivants :

Riz .... 110 gr.
Légumes secs (pois cassés, lentilles, haricots)...... 136 —
Pâtes alimentaires (nouilles, macaronis)........... 112 —
Pain .... 150 —

3° *Légumes verts et salades*...................... 200 —

A choisir parmi les légumes suivants : chicorée, oseille, épinards, salades cuites, choux, choux-fleurs, choux de Bruxelles, choucroute, asperges, céleri, aubergines, concombres, poireaux, tomates, endives.

4° *Aliments interdits :* biscuits, pâtisseries, chocolat, farines, sucre, bonbons, confitures, fruits, vins sucrés, sirop, cidre, bière.

A ce Régime alimentaire, il sera bon d'ajouter un traitement à domicile par l'Eau de Vichy.

Dans une bouteille d'Eau de Vichy (Hôpital), mettre un des paquets suivants :

Pr. Bicarbonate de soude............... 1 gr.
Mp. Sulfate de soude .... 4 —

Pour un paquet : fsa n° 12, paquets semblables.

A prendre trois grands verres par jour, avant les repas, un le matin à jeun, avant le petit déjeuner, un avant le repas de midi, un avant le goûter ou le dîner.

II. — Diabète avec dénutrition

Dans ce diabète, l'équilibre azoté est rompu : il se *fait une déperdition d'azote*, le malade brûle ses tissus et *maigrit. Il n'existe plus aucune tolérance pour les hydrates de carbone.*

Le régime doit répondre à *trois indications* : 1° il doit permettre au malade de lutter contre la *dénutrition*, contre la déperdition azotée, en lui donnant une quantité suffisante d'azote par les aliments albumineux et gras ; 2° il doit combattre *l'hyperglycémie*, réduire la glycosurie, en diminuant les hydrates de carbone ; 3° il doit empêcher *l'acidose*, ou l'intoxication acide qui peut se produire avec un régime carné excessif, et qui consiste dans l'accumulation de produits tels que : acide diacétique, acétone, acide β-oxybutyrique, dérivant des albumines et des graisses.

Il en résulte que ce régime *ne doit pas être trop azoté*, et que si les albuminoïdes d'origine végétale sont préférables aux albuminoïdes d'origine animale, on n'oubliera pas qu'à côté de l'albumine végétale se trouve de l'*amidon* qui constitue un danger en présence de l'hyperglycémie.

Examinons *les divers régimes* qui ont été préconisés : le régime mixte, le régime lacté, le régime d'avoine, le régime des légumes secs.

1° Le régime mixte convient aux cas de diabète ordinaire.

Il ne faut pas donner trop de viande, pas plus de 200 grammes par jour. Les hydrates de carbone ne seront pas complètement exclus du régime, car ils servent à alcaliniser l'organisme et empêchent l'acidose : ils seront donnés à la dose de 100 grammes par jour environ. C'est d'ailleurs la recherche de l'acidose qui fournira les indications à cet égard. (réaction de Gerhardt).

2° Le régime lacté a été préconisé par Magnus Levi, et par d'autres auteurs MM, le Professeur Landouzy et Cottet. Il est prescrit à la dose de 2 litres 1/2 à 3 litres de lait dans les

24 heures. Il convient surtout aux cas de *diabète grave avec acidose.*

3° Le régime d'avoine de Von Noorden convient aux *diabétiques menacés d'acidose.* Il est prescrit à la dose de 200 à 250 grammes de farine d'avoine par jour, sous forme de bouillies faites chacune avec 40 à 50 grammes de farine d'avoine. 20 à 40 grammes de beurre et un à deux œufs. Le malade absorbe une bouillie toutes les deux heures. On lui permet un peu de café clair ou de vin non sucré. Ce régime diminue et parfois fait disparaître la glycosurie, arrête l'amaigrissement et supprime l'acétonurie.

4° Le régime de légumes secs de MM. Marcel Labbé et Bith. Ce régime serait le régime par excellence des diabétiques avec dénutrition. Il est prescrit sous forme de purées, à la dose de 200 grammes (pesés secs) par jour, (pois, lentilles, haricots) assaisonnés de beurre (100 gr. par jour) et accompagnés de 4 à 5 œufs par jour.

Les pois de Soja constituent un légume sec excellent, car ils sont riches en albumine et en graisse. Ils demandent à être cuits d'une façon convenable, car ordinairement ils sont très durs. Il existe également du pain de Soja, mais d'un goût peu agréable.

On peut au besoin alterner *ces quatre régimes* dans la prescription d'un diabétique maigre, comme le conseille M. Marcel Labbé, par période de 3 à 8 jours.

Ajoutons pour mémoire qu'il sera bon de faire au malade des injections sous-cutanées de cacodylate de soude, et de lui faire prendre à l'intérieur du bicarbonate de soude dont la dose variera de 20 à 40 grammes par jour selon le degré de l'acidité de l'urine. Le malade peut facilement se rendre compte lui-même de cette acidité au moyen du papier de tournesol, et il prendra du bicarbonate de soude jusqu'à ce que l'urine devienne neutre.

CHAPITRE VII

Le Régime dans la lithiase biliaire

La lithiase biliaire est dûe à la présence en excès de la *cholestérine* dans les humeurs de l'organisme. Cette cholestérine se précipite pour former des calculs sous deux influences: *une influence infectieuse* ou une *influence mécanique*. — *Le Régime* consistera à proscrire les *aliments riches en cholestérine*, à s'opposer à l'*infection intestinale* ascendante vers les voies biliaires, à empêcher *la stagnation de la bile* par des repas fréquents, et à *diluer la bile* par des boissons abondantes. — Le Régime peut être envisagé: 1° *pendant les crises;* 2° *en dehors des crises;* 3° *pendant l'état de mal biliaire.* — Menu-type d'un lithiasique biliaire en dehors des crises.

Réflexions. — *Quelles sont les causes prédisposantes de la lithiase biliaire ?*

L'état diathésique domine souvent la pathogénie de la lithiase biliaire, a dit le Prof. Dieulafoy. « Disons plutôt l'*état humoral*, proclame le Professeur Chauffard, car les recherches modernes précisent mieux les états sériques et les états humoraux, et l'*hypercholestérinémie* est un état nouveau qu'il faut savoir reconnaître dans l'état humoral. »

La cholestérine se trouve maintenue dans la bile, à l'état d'émulsion, en gouttelettes, à la faveur des éléments constitutifs de la bile, qui est elle-même un mélange de cholestérine, de pigments, de sels biliaires, de sels de chaux, d'éléments colloïdaux, liquide complexe dans lequel peuvent se former les calculs. Sous quelles influences ?

Deux sortes de causes, ont été invoquées: *une cause infectieuse* (bacille d'Eberth, colibacille, bacille anaérobie) et *une cause non infectieuse*, dans laquelle la *stase* joue un grand rôle, comme on l'observe chez les obèses, les sédentaires, les femmes enceintes ou à corset trop serré. Le Prof. Chauffard disait déjà en 1897 qu'une petite partie seulement de la lithiase biliaire pouvait reconnaître une origine infectieuse.

Retenons donc que la lithiase biliaire reconnaît dans son étiologie le rôle de la stase, ou gêne mécanique de la circulation biliaire produite par la grossesse ou la constriction du corset chez la femme, et le rôle de l'infection. Les conditions physico-chimiques de l'économie interviennent, véritable milieu colloïdal, pour donner le bâtis ou ciment armé aussi bien aux calculs infectés qu'aux calculs non infectés (Prof. Chauffard).

Ajoutons encore que ce qui facilite la précipitation de la cholestérine, c'est l'excès de cholestérine introduite dans l'alimentation, l'excès des sels de chaux, l'acidification, la concentration et la stagnation de la bile dans la vésicule.

2° *Comment le régime peut-il entraver les causes prédisposantes de la lithiase biliaire ?*

Le Régime devra consister: a) à proscrire les aliments riches en *cholestérine*, tels que jaunes d'œufs, cervelles, laitances de poisson, caviar, ris de veau, sang (boudin) et sauces au sang (civet); b) à proscrire les aliments riches en *chaux*, tels que légumes farineux, eaux calcaires et séléniteuses ; c) à *s'opposer à l'infection intestinale*, qui peut remonter vers les voies biliaires, en empêchant les excès alimentaires, habituels aux sujets atteints de lithiase biliaire, en prescrivant le régime lacto-végétarien et en faisant observer le *régime d'exclusion*, c'est-à-dire : viandes faisandées, viandes noires, charcuterie (sauf le maigre de jambon), poisson peu frais, coquillages, crustacés, fromages forts, épices, beurre, huiles, graisses, crème, liqueurs, vin pur ; d) à *empêcher la stagnation de la bile* dans la vésicule biliaire, à provoquer son expulsion par des repas fréquents, 4 et même 5 repas par jour, le premier pris de bonne heure et assez copieux, le dernier pris le plus tard possible, ne serait-ce qu'une tasse de lait chaud au coucher; c) à empêcher enfin la *concentration de la bile*, en la diluant par des boissons abondantes, prises en dehors des repas.

En résumé, le régime du lithiasique biliaire comprend une alimentation carnée modérée, un usage réservé des farineux et du sucre, des légumes verts et des fruits en abondance, des boissons copieuses (MM. Le Gendre et Martinet).

On peut, avec le Prof. Gilbert, diviser le régime du lithiasique en trois périodes :

1° Pendant les crises.
2° En dehors des crises.
3° En état de mal biliaire.

1° Pendant les crises.

Le malade est en pleine crise : il s'agit d'une colique hépatique ordinaire, ou d'une colique vésiculaire. Le principe essentiel est de soulager ce malade par *le repos au lit, la diète absolue* qui se bornera à quelques gorgées de boisson, à cause des vomissements, les *grands bains*, le maillot humide local, la *médication analgésique*, non par la *voie gastrique*, mais par la *voie rectale* sous forme de lavements ou de suppositoires, ou encore par la voie sous-cutanée.

Le lavement peut être donné avec 150 gr. d'eau de guimauve (soit la valeur d'une tasse à thé) dans laquelle on fera dissoudre un, deux ou trois paquets des suivants :

Analgésine 0 gr. 50 pour un paquet, fsa n° 12

et à laquelle on ajoutera, 20, 30, ou 40 gouttes de

Laudanum de Sydenham............ 25 gr.

selon l'intensité de la douleur.

Le suppositoire peut être formulé de la façon suivante :

Pr. Extrait de belladonne....... 0 gr. 01 centigramme
Extrait thébaïque .... 0 gr. 025 (25 milligrammes)
Mp. Beurre de cacao............ 2 gr. 50
Pour un suppositoire .... fsa n° 6

L'injection sous-cutanée de chlorhydrate de morphine à un centigramme, ou de pantopon à deux centigrammes est excellente.

2° En dehors des crises.

En dehors des crises, le régime sera composé de la façon suivante :

Potages maigres au bouillon de légumes (poireaux, carottes, navets, pommes de terre).

Lait écrémé, fromages frais, fromage blanc ou cuit, sauces blanches au lait, beurre frais (*usage modéré* de beurre, d'huile, de graisse).

Œuf, crème cuite (pas plus d'un œuf par jour).

Poisson maigre: (sole, merlan, rouget, turbot, barbue, huitres, moules, grenouilles, loup, raie, colin, truite, brochet, poisson blanc, perche).

Le poisson sera grillé, ou cuit au court bouillon.

Viandes de boucherie, rouges ou blanches, grillées, rôties, ou bouillies.

Jambon maigre.

Viande ou poisson, une fois par jour.

Légumes herbacés cuits, haricots verts, petits pois, pissenlits, chicorée, laitue, épinards, asperges, artichauts, céleri, cresson, carottes, navets, raves, pommes de terre, pâtes, riz, farines.

Les légumes secs seront consommés avec modération.

Fruits cuits, fruits bien mûrs, pêches, raisins, pâtisseries légères, gâteaux secs, tartes, biscottes, pain.

Comme boisson, eau et vin blanc, tisanes; thé, café légers.

Recommandation importante : manger lentement et se reposer après les repas.

Régime d'exclusion. — Il est interdit de prendre :

Des potages gras, des graisses (lard, foie gras, huile, crème) du sang (boudin), des sauces au sang (civet), des viandes noires, faisandées, des poissons gras (carpe, anguille, goujon, saumon, ombre-chevalier, maquereau, hareng, dorade, sardine, thon, laitance de poissons, caviar); pas de friture; pas de choux, de truffes, de tomates, d'oseille, de champignons ; parmi les fruits éviter surtout les fruits acides : groseilles, oranges.

S'abstenir de poivre, de vinaigre, de moutarde, de vin pour la préparation des aliments ; s'abstenir aussi de câpres, de pikles.

Ajoutons pour mémoire qu'il sera fait usage fréquent de bains prolongés.

Si l'on est en présence d'un malade atteint de *lithiase vésiculaire*, on se gardera bien, comme le recommande le Prof. Gilbert, de lui donner la *médication évacuante* dont l'action cholagogue est souvent dangereuse par la stimulation qu'elle imprime à la vésicule qui se contracte et fait des tentatives d'expulsion. Cette médication évacuante comprend : l'huile d'olive la glycérine, la bile desséchée, l'extrait de bile, l'huile de harlem, le remède de Durande (essence de térébenthine et éther sulfurique), les sels de Carlsbad, les eaux de Vichy transportées. Les stations de Vichy, de Carlsbard, de Vittel sont des *sources remuantes*, comme les appelle le Prof. Gilbert, elles doivent être appliquées avec beaucoup de doigté et même être délaissées pour des sources plus faibles. Aussi la *cure sédative des eaux de Plombières* convient-elle à merveille, d'après ce professeur aux *malades atteints de lithiase vésiculaire.*

3° En état de mal biliaire.

En présence d'un malade en état de mal biliaire, avec coliques vésiculaires subintrantes principalement, il faut bien se garder également de la méthode évacuante et des cholagogues. La méthode qui convient est la méthode sédative qui permet d'empêcher tout éréthysme de la vésicule biliaire. Aussi le repos absolu au lit est-il nécessaire, et le régime ne consistera-t-il qu'en lait écrémé, 2 à 3 litres par jour, bu par petite fraction de façon à faciliter l'écoulement continu de la bile !...

Il faut à tout prix s'abstenir de purgatif par la bouche, surtout de sulfate de soude qui est très cholagogue, de suppositoires laxatifs, de lavements, et de lavages d'intestins. Les seuls laxatifs qui soient permis sont la magnésie calcinée et l'huile de ricin.

Cette méthode sédative a quelque chose d'analogue à la morphine qui, mieux que les cholagogues ou la méthode évacuante, facilite la migration des calculs.

Menu-type d'un lithiasique biliaire.
(en dehors des crises)

Quatre repas par jour.

PETIT DÉJEUNER DU MATIN (7 h. 1/2) :

Un œuf à la coque.
Pain grillé, ou biscottes avec beurre frais.
Une grande tasse de lait sucré.

DÉJEUNER DE MIDI :

Un hors d'œuvre végétal.

Un plat de viande (rouge ou blanche, maigre et dégraissée de boucherie, volaille, ou poisson) peu abondant.

Un plat de légumes secs (pâtes, riz ou pommes de terre) ou de légumes verts, cuits à l'anglaise, additionnés d'un peu de beurre frais, au moment de servir.

Un entremets (gâteau de riz, de semoule, pudding, soufflé, tarte).

Un fruit cru (raisin ou pêche) ou cuit (compote).

Un fromage frais, petit suisse, yoghourt.

DINER DE 7 HEURES :

Potage au bouillon de légumes.
Légumes verts.
Un entremets sucré.
Un fruit cru ou cuit.
Un fromage frais.
Pain grillé, longuets, rolls diastasés.

Boisson peu abondante pendant le repas. Eau légèrement minéralisée (Pougues, Saint-Galmier, Evian, Thonon, Plombières-Alliot), avec extrait de malt, vin blanc ou vin rouge, ou jus de raisins.

Bière légère ou cidre.

Après le repas: infusion très chaude de fleurs de camomille ou d'orge diastasée.

LE SOIR, AU COUCHER (11 heures):

Une tasse de lait chaud sucré, un biscuit.

QUATRIÈME PARTIE

Notice Hydrologique

Indications Hydro-minérales dans le Traitement des maladies des voies digestives (Estomac, foie, intestin) (1)

D'après le Dr ALBERT MATHIEU,
Médecin de l'hôpital Saint-Antoine.

CHAPITRE PREMIER

Considérations générales.

La durée de la cure. — Tout d'abord la durée de la cure thermale qui est de trois semaines. Pourquoi cette durée de trois semaines ? Pourquoi ces vingt et un jours ? Il est des malades qui, en restant plus longtemps, pourraient bénéficier avec grand avantage des moyens hygiéniques, mécanothérapiques, hydrothérapiques ; il en est d'autres, au contraire, qui auraient intérêt à faire des cures de dix à quinze jours, par exemple, espacées par des périodes de repos ; d'autres enfin chez lesquels la cure est tellement active, qu'ils pourraient se borner à une cure plus restreinte que la cure habituelle.

Pendant sa cure, le malade voit son existence complètement changée, il est au repos, au grand air, loin de ses affaires et de ses préoccupations habituelles. Dans ce nouveau milieu qu'est la ville d'eau, il faut que le malade trouve une discipline

(1) Ces indications sont le résumé de trois conférences faites par M. Albert Mathieu, médecin de l'hôpital Saint-Antoine.

médicale qui doit, non seulement le prendre individuellement, mais régner sur la station tout entière. C'est ainsi qu'on l'a compris dans beaucoup de stations étrangères, en particulier les stations allemandes et suisses. Les stations allemandes sont bien moins douées que les stations françaises, au point de vue de la variété de leurs eaux. La plupart d'entre elles ont des eaux chlorurées, les unes très fortes et employées en moyens externes, les autres moins fortes avec une composition toujours identique et un taux seul qui diffère au point de vue de la richesse en sels. Si les Allemands n'ont pas la grande variété d'eaux que nous possédons, ils ont su, en revanche, créer un outillage qui leur permet de les adapter à des cas différents ; ils ont su également faire régner dans leurs stations une discipline, tout entière dans la main du médecin.

Il importe que l'on comprenne bien qu'une station minérale est faite, non pour des malades qui s'y rendent avec l'intention de s'amuser tout en caressant l'espoir de faire une cure utile, mais pour des malades qui ont vraiment besoin de se soigner et veulent y rencontrer toutes les facilités possibles. Pour cela, il est des malades qui peuvent vivre à l'hôtel avec quelques indications sur leur régime ; il en est d'autres qui ont besoin d'une discipline toute spéciale, tant au point de vue du logement qu'au point de vue du milieu même dans lequel ils vont vivre ; d'autres enfin qui doivent être mis dans des internats où le médecin-directeur peut les surveiller chaque jour. Il est des malades pour lesquels l'hôtel peut suffire, à la condition que cet hôtel soit sous la surveillance des médecins, pour qu'il ne s'y commette point d'erreurs alimentaires regrettables pouvant compromettre le bénéfice de la cure : tant il est vrai que le régime est absolument indispensable et doit être approprié à chaque cas particulier de gastropathie ou d'entéropathie. Si de réels progrès ont été tentés dans cette voie depuis une dizaine d'années, il s'en faut de beaucoup que les malades puissent toujours trouver les facilités convenables de suivre le régime prescrit, aussi indispensable que l'ingestion d'eau minérale ou que les diverses pratiques hydriatiques.

Ressources de la station. — Le malade devra, en outre, pendant sa cure, mettre à profit l'occasion qui lui est donnée de vivre au grand air, selon la ressource topographique ou climatérique de la station. A ce point de vue, les stations diffèrent selon qu'il s'agit d'un climat de plaine ou de montagne. Vous dirigerez de préférence vos neurasthéniques, fatigués, déprimés, vers un climat de montagne, où ils pourront faire une cure de grand air. Mais si certaines cures ne peuvent être faites qu'à Vichy, par exemple, pays de plaine, ou à Plombières, qui n'est pas encore la montagne, il sera bon qu'elles soient complétées par une cure de climatothérapie.

Parmi les pratiques hydriatiques, à côté de la balnéation, spéciale à chaque station, se place l'hydrothérapie simple, ordinaire, qui constitue un accessoire obligatoire dont médecins et malades ne tirent peut-être pas tout le parti désirable. Il y aurait intérêt pour un grand nombre de stations, sinon pour toutes, d'avoir un outillage complet de mécano et de physicothérapie, de massage, de gymnastique suédoise, d'électricité.

De l'eau en boisson. — Dans bien des stations, les malades boivent de l'eau chaude ou froide. Cette simple ingestion d'eau peut avoir une importance considérable, soit par la thermalité, soit par la quantité d'eau ingérée. Von Mering a dit le premier que l'eau froide excitait les fibres musculaires de l'estomac et déterminait une évacuation plus rapide. M. Linossier, en 1894, a étudié l'action de l'eau froide, de l'eau tiède et de l'eau chaude, d'après les résultats du chimisme gastrique. D'après cet auteur, l'eau froide excite l'estomac et augmente la sécrétion chlorhydro-peptique ; l'eau tiède calme, diminue les phénomènes douloureux et les phénomènes d'excitation ; l'eau chaude provoque de l'excitation, à un degré moindre que l'eau froide. L'eau froide peut égalcment exciter l'intestin au point de déterminer un effet laxatif chez certaines personnes, à la dose d'un verre pris le matin à jeun.

Quelle est l'action de l'eau sur la sécrétion biliaire et la sécrétion pancréatique ? Nous n'en savons rien. On pense qu'une grande quantité d'eau, prise chaude de préférence, serait mieux utilisée par le foie et faciliterait davantage la sécrétion biliaire.

L'eau froide détermine un effet plutôt diurétique. M. Mousseaux, à l'instigation de M. Carnot, a fait d'intéressantes recherches dont les résultats ont été publiés dans les *Archives des maladies de l'appareil digestif*. Il a montré comment s'élimine l'eau prise le matin à jeun : 200 grammes d'eau, par exemple, s'éliminent en un quart d'heure, et plus rapidement encore, si sa température est de 20 ou 30°, surtout si elle prise, le malade étant couché sur le côté droit. En administrant ainsi aux malades les eaux d'Evian ou de la région des Vosges, on les met dans les meilleures conditions possibles d'absorption, sans avoir à redouter la dilatation des estomacs atoniques ou ptosés.

A l'excitation plus ou moins marquée que produit l'eau chaude ou l'eau froide, sur la muqueuse et les fibres musculaires tant de l'estomac que de l'intestin, s'ajoute une action de dilution du suc gastrique, qui dans certains cas peut jouer un rôle très important. Les malades à hypersécrétion chlorhydrique, ou à spasme pylorique douloureux avec hypersécrétion, ceux qui ont un ulcus pylorique ou juxtapylorique, non pas l'ulcus à grand fracas qui n'est pas justiciable d'une cure hydro-minérale, mais le petit ulcus, l'érosion ou même l'inflammation de la muqueuse, tous ces malades voient leurs phénomènes douloureux s'atténuer ou disparaître par l'ingestion d'eau chaude au moment où la douleur commence à se produire. Le soulagement tient vraisemblablement à la dilution du suc gastrique et au relâchement du spasme pylorique, lequel provoque les paroxysmes douloureux. Une eau chaude peu minéralisée, l'eau de Plombières, par exemple, peut être très utile à ces malades pourvu qu'elle leur soit donnée à l'heure convenable : elle peut produire cette dilution de l'acidité gastrique et amener cette détente du spasme pylorique. On conçoit que le régime et la discipline générale aidant, on puisse conduire une cure thermale sans avoir recours aux médicaments.

Les connaissances que nous avons aujourd'hui, d'une part sur le mécanisme de certains phénomènes douloureux et sur la façon dont ce mécanisme peut cesser, d'autre part, sur l'action qu'exercent certaines eaux minérales à forte minéralisation, sur la sécrétion gastrique, permettent de négliger certaines traditions établies et insuffisamment expliquées, pour donner plus de place aux médications thérapeutiques rationnelles qui en découlent. Qu'il s'agisse, par exemple, dans une station d'eaux alcalines, de malades atteints de douleurs tardives avec hypersécrétion et spasme du pylore, à quelle heure faudra-t-il prescrire l'eau en boisson ? Il faudra la prescrire tardivement, au moment où tendent à se produire la douleur, l'hypersécrétion, cause du spasme, ou le spasme, cause d'hypersécrétion. Voulez-vous au contraire faire pénétrer des substances actives dans l'organisme et agir par l'intermédiaire du sang, en introduisant du bicarbonate de soude ou du chlorure de sodium, qui, à petites doses, vont servir d'excitant à la sécrétion chlorhydro-peptique chez les malades où cette sécrétion est diminuée ? Donnez ces eaux, bicarbonatées ou chlorurées sodiques, le matin, à petites doses fractionnées, les malades étant couchés ; de cette façon, l'absorption se fera plus facilement, l'eau séjournant le moins de temps possible dans l'estomac et l'intestin.

Notions nouvelles de physico-dynamisme. — Nous avons, chemin faisant, parlé d'eaux faiblement minéralisées, d'eaux indifférentes. Il se trouve qu'à l'heure actuelle, les notions nouvelles de physico-dynamisme leur donnent un regain de vie et comme une brillante revanche en faisant intervenir des éléments jusqu'ici inconnus : la radio-activité, la tension électro-ionique, le pouvoir catalytique.

La radio-activité la plus forte se remarque dans les eaux de Gastein (Autriche), elle est évaluée à 360 ; en France, elle est la plus forte dans les eaux de Plombières et atteint 47, dans les eaux de Vichy, elle est de 4,6.

Le pouvoir catalytique est une donnée nouvelle, également très intéressante, sur laquelle vous puiserez d'utiles renseignements dans la thèse de mon ancien élève, Roger Glénard. Certaines eaux minérales paraissent renfermer une substance à l'état colloïde, capable de produire un effet catalytique à la manière de véritables diastases ; elles accélèrent certaines combinaisons chimiques ou certaines décompositions sans entrer elles-mêmes dans cette action, et par *leur simple présence*, comme on disait autrefois. Toujours est-il que, dans les eaux minérales, si la composition chimique nous est connue par l'analyse, il n'en est pas moins vrai qu'il existe des agents dont nous ne connaissons pas encore nettement l'action et devant lesquels le problème reste nettement posé....

De la composition chimique. — *Dans la composition chimique* d'une eau minérale, on ne considère ordinairement que les substances principalsc : bicarbonate de soude, sulfate de soude, chlorure de sodium ou de magnésium ; mais il existe des substances secondaires qui contribuent à la minéralisation totale de l'eau pour 1/5 ou 1/6 et qui jouent un rôle très important, soit directement par action catalytique, soit indirectement par association avec certains sels. C'est ainsi que l'absorption et l'action des sels de magnésie sont favorisés beaucoup plus par le chlorure de sodium que par le bicarbonate de soude.

Quelles sont les substances chimiques principales qui constituent les ressources pharmacologiques des stations hydro-minérales, fréquentées par les malades atteints d'affections gastro-intestinales ?

1° *L'acide carbonique.* Ce gaz est un excitant de l'appétit, un excitant de la sécrétion ; il n'est pas démontré qu'il soit un excitant de la motricité, ou un stimulant du sang.

2° *Le bicarbonate de soude.* C'est un excitant de la sécrétion chlorhydro-peptique. Plus la dose est forte, plus cette excitation est grande et tardive. Si la dose est faible, cette excitation est plus rapide chez les *hypochlorhydriques*, à condition que leur muqueuse ne soit pas anatomiquement détruite, et cela beaucoup mieux que chez les *hyperchlorhydriques*, avec des doses d'un ou de deux grammes, une demi-heure ou une heure avant les repas.

3° *Le bicarbonate de chaux*, a une action analogue à celle de la craie. Les eaux qui en contiennent renferment aussi une certaine quantité de magnésie. Elles contribuent à la saturation des acides et n'exercent sur la sécrétion chlorhydropeptique qu'une excitation secondaire.

4° *Le sulfate de soude*, donné à une dose non laxative, tend à restreindre le nombre des selles, à les rendre plus solides quand il y a tendance à la diarrhée. Il diminue la sécrétion chlorhydropeptique, d'après MM. Hayem, et Bickel, de Berlin.

5° *Le chlorure de sodium* à la dose de 9 pour 1.000, d'après le prof. Bickel, entrave la sécrétion chlorhydrique et l'excite à toute autre dose.

M. Hayem croit que le chlorure de sodium excite cette sécrétion à faible dose. M. Gilbert est du même avis et ajoute qu'à forte dose, ce sel entrave cette sécrétion. Ceci se comprend aisément. Donne-t-on une forte dose telle que 3, 4 ou 5 gr., il y a une évacuation rapide du contenu de l'estomac et la sécrétion n'a pas le temps de se produire. Par contre, il se produit une action excito-motrice du côté de l'intestin, ce qui explique l'action purgative du chlorure de sodium à des doses un peu élevées.

6° *Le chlorure de magnésium* paraît exciter, d'après les recherches de Laborde, la contractilité de la fibre musculaire lisse de l'estomac et peut-être de l'intestin. M. Esmonet, de Châtel-Guyon, et M. Lœper, prétendent que ce sel serait un excitant de la sécrétion biliaire, ce qui expliquerait l'action laxative que l'on observe quelquefois, mais pas toujours, à Châtel-Guyon.

7° *Les substances sulfureuses* pourraient convenir aux hypotoniques et aux hypo-sécréteurs, mais leur étude n'est pas suffisante pour donner des indications précises.

Action externe des eaux. — A la composition chimique des eaux employées comme usage interne, vient s'ajouter l'action médicamenteuse qu'elles exercent quand elles sont utilisées comme usage externe. C'est ainsi qu'il y a lieu de tenir compte de la *thermalité* des eaux de Plombières, de Luxeuil, de Néris, de la présence de l'*acide carbonique* dans les eaux de Royat, qui, employées sous forme de bains excitants, sont données aux cardiaques et surtout aux artério-scléreux. L'action externe des eaux alcalines est considérée à Vichy comme très satisfaisante, sans qu'on puisse la définir d'une façon précise.

Les eaux chlorurées sodiques, les eaux sulfureuses fortes, rendent de grands services aux anémiques, aux affaiblis, aux lymphatiques, aux scrofuleux, et constituent un élément secondaire chez les malades atteints d'affections gastro-intestinales.

Telles sont les raisons qui militent en faveur de la spécialisation des eaux minérales, d'après leur composition chimique ou physico-dynamique, qui en permet l'emploi à l'intérieur ou à l'extérieur. Il faut aussi ajouter, pour être complet, que cette spécialisation dépend de deux éléments primordiaux : l'outillage de la station d'une part, et la spécialisation des médecins d'autre part. Pour bien faire comprendre cette proposition, qu'il me suffise de dire par exemple, que les eaux de Plombières et de Luxeuil qui ont à peu près même composition, même thermalité, peuvent être employées dans les mêmes conditions et cependant reçoivent l'une, Plombières, les malades atteints d'affections gastro-intestinales, l'autre Luxeuil, les femmes atteintes d'affections génitales, de l'utérus ou des annexes.

Dans le cadre de ces considérations d'ordre général, rentrent certaines réflexions qui ont trait à la maladie, au malade, au médecin thermal.

La maladie. — Aux indications, fournies par la maladie, doivent répondre tout d'abord les ressources spéciales de la station, un outillage satisfaisant approprié à cette spécialisation, un régime alimentaire convenable, élément capital pour obtenir une amélioration ou une guérison par la cure.

Le malade. — A l'égard des malades, il est certaines considérations non négligeables. Il m'arrive d'adresser aux eaux des malades qui pourraient être soignés en dehors de ces eaux, dans une maison médicale par exemple. Je les adresse aux eaux parce qu'ils n'acceptent pas de suivre chez eux un régime suffisant, encore moins dans une maison médicale. De cette façon, ils acceptent de faire une cure d'eau et peuvent ainsi subir un traitement d'hygiène, de diététique, de mécanothérapie, de physiothérapie. Parmi ces malades, il en est qu'il faut envoyer dans des stations qui offrent quelques plaisirs mondains ; il en est d'autres au contraire qui ont besoin d'une vie calme et exemple de toute excitation.

Le médecin thermal. — *Le médecin thermal*, le médecin, chef de cure, doit jouer, tant par sa valeur que par sa personnalité, un rôle considérable. Il est loin d'être, comme beaucoup le considèrent, un compteur de verres d'eaux, ou un donneur de bains et de douches à telle température et de telle durée. Il est plus que cela. Il doit être notre collaborateur direct, tant au point de vue de la surveillance du traitement qu'au point de vue du diagnostic à établir. Nous nous trouvons souvent dans l'impossibilité d'étudier suffisamment nos malades au point de vue du diagnostic en ce qui concerne les affections intestinales, et les examens coprologiques nécssaires. La chose devient très facile et très aisée, si ces malades se trouvent sous la direction quotidienne d'un médecin d'eaux minérales. C'est une des raisons pour laquelle je demande que la cure thermale ne soit plus restreinte à trois semaines, mais soit beaucoup plus longue, autant pour faire une cure hydrologique qu'un traitement général. Aussi est-il indispensable de voir, annexées aux stations, des maisons de santé, où seraient soignés certains malades, sous la direction de médecins compétents ! C'est pour cela que je considère le médecin thermal comme notre collaborateur, et je demande que son rôle soit plus étendu, et que sa personnalité jouisse d'une importance plus considérable.

CHAPITRE II

Indications et contre-indications.

Contre-indications. — Le principe de toute thérapeutique est de ne pas nuire. Aussi doit-on parler d'abord des contre-indications. Ce sont le cancer, la cachexie marquée, les processus fébriles, les processus aigus en voie d'évolution.

Le cancer se révèle quelquefois pendant les cures faites soit à Vichy, s'il s'agit d'un cancer de l'estomac, soit à Châtel-Guyon ou à Plombières, s'il s'agit d'un cancer de l'intestin. Il vaut mieux que ces malades ne soient pas dirigés vers ces stations, même ne présentant que des signes de présomption, car les cures thermales augmentent à ce point les accidents, que les signes de probabilité deviennent, sous leur influence, des signes de certitude.

Indications tirées de l'état général. — Les indications sont tirées de l'état général et de l'état local : estomac, foie, intestins.

Il n'est pas rare que des affections du tube digestif et des annexes soient sous la dépendance d'*un état général,* et qu'elles s'améliorent quand on s'adresse à cet état général. Ce qui explique pourquoi des médecins, exerçant dans des stations différentes, signalent de bonne foi des succès également grands, c'est que leurs pratiques ont porté autant sur l'état général du sujet que sur la détermination locale de la maladie.

Ces états généraux, ces troubles de la nutrition peuvent se répartir en trois grands groupes : le groupe neuro-arthritique, le groupe lymphatique, le groupe névropathique.

Le groupe neuro-arthritique. —*Le groupe neuro-arthritique,* sans avoir la prétention de faire ici un exposé, même résumé, de ce qui a trait à la pathogénie des maladies de la nutrition, et sans m'occuper s'il s'agit de retard ou d'accélération de la nutrition, constitue une grande famille dont les membres ont entre eux une parenté bien établie, d'après les recherches de M. Bouchard et d'autres auteurs, que ces membres soient atteints d'obésité, de goutte, de diabète, de lithiase, d'asthme, etc., etc. Il existe une relation entre ce groupe et certains états névropathiques, la neurasthénie en particulier sous ses différentes formes, ce qui justifie l'appellation de *neuro-arthritisme* Cet état morbide présente trois périodes dans son évolution : *la période floride, la période de décadence, la période de cachexie.*

M. le Prof. Maurel, de Toulouse, a bien montré que l'évolution de ces troubles de la nutrition devait être envisagée, non pas dans chaque individu pris isolément, mais dans les dégénérescences héréditaires familiales. Ces troubles résultent d'une suralimentation carnée, à laquelle s'ajoute un surmenage nerveux excessif en même temps qu'un certain degré d'éthylisme. Je parle de cet éthylisme bourgeois qui consiste à prendre du vin en quantité exagérée, et à user de liqueurs aux repas. Sous cette influence se voient, à une première période, des personnes fortement colorées, présentant de l'obésité floride, qui, plus tard, deviennent des goutteux ou des dyspeptiques, et finissent par devenir des artério-scléreux à la période de déchéance ou de cachexie. Leurs enfants perdent toute vigueur et deviennent des dégénérés avec accentuation, tantôt du côté du système nerveux, tantôt du côté de l'état général sous forme de lymphatisme, d'anémie. La diminution de résistance va s'accentuant, si les mêmes erreurs d'hygiène sont continuées, et la déchéance s'accuse de plus en plus dans les générations successives. Cette considération a sa valeur. Ne démontre-t-elle pas qu'en présence des maladies constitutionnelles, il faut non seulement soigner ceux de la première génération qui présentent des accidents vers le milieu et la fin de la vie, mais encore leurs descendants avant même qu'ils présentent les accidents qui les attendent ?

La période floride est caractérisée par l'*obésité, par la goutte, le diabète gras.* A ces états, répond l'indication d'eau bicarbonatées sodiques fortes, l'eau de Vichy d'abord, puis l'Eau de Vals, Le Boulou, Vic-le-Comte. On envoie aussi ces malades à Carlsbad dont les eaux très chaudes de 35 à 37° sont sulfatées, bicarbonatées, chlorurées, sodiques. Les urines de ces malades sont fortes en couleur, très acides, très riches en urée. Plus tard, ainsi que chez leurs descendants, les urines renferment moins d'urée. Ce sont déjà des affaibis qui supporteraient mal les cures de Vichy ou de Carlsbad, et qui se trouveraient bien d'eaux agissant dans le même sens, mais d'une façon atténuée, comme les Eaux de Saint-Nectaire ou de Royat.

Les Eaux de Saint-Nectaire sont chaudes (T. 18° à 46°), elles renferment 2 à 2 gr. 50 de chlorure de sodium, autant de bicarbonate de soude pour une minéralisation totale de 6 gr. par litre. Les Eaux de Royat renferment un demi-milligramme de fer, beaucoup d'acide carbonique, ce qui a permis d'y instituer les bains carbo-gazeux et indiqués chez les artério-scléreux ; elles ont une minéralisation de 4 pour 1.000, dont environ 1 gr. 50 de chlorure de sodium et 2 grammes de carbonate alcalin.

Les Eaux d'Ems, en Allemagne, ont une composition très voisine avec 2 grammes de bicarbonate de soude et 1 gramme de chlorure de sodium.

A ces malades, lorsqu'ils sont arrivés à une *période de décadence* plus accentuée dans l'évolution de leur état général, à cette période d'intoxication chronique, permanente, trait commun des artério-scléreux, l'artério-sclérose étant l'aboutissant presque fatal pour tous les malades du groupe neuroarthritique, on conseille aujourd'hui de faire des cures de lavage à Evian (ou à Thonon), eau indifférente par excellence, ou aux eaux diurétiques des Vosges, Vittel, Contrexéville, Martigny.

Cette cure d'eau, et cela est très important pour ces malades, doit s'accompagner d'un régime convenable et d'un séjour au grand air, bien choisi.

Le groupe lymphatique. — *Le groupe lymphatique* présente plusieurs traits d'union avec le groupe précédent. C'est ainsi que des enfants de goutteux et de diabétiques sont des obèses lymphatiques, des obèses pâles, des obèses mous, anémiques, et caractérisent le lymphatisme dans sa forme la plus simple.

A ces malades conviennent des cures excitantes, avec les eaux chlorurées sodiques fortes (Salies-de-Béarn, Biarritz, Salins-Moutiers), ou encore les eaux sulfureuses ; l'Allemagne possède des eaux chlorurées dans lesquelles il entre 6 à 10 gr. de NaCl par litre. Ces eaux peuvent être utilisées à l'intérieur et peuvent rendre de grands services à ces lymphatiques. Telles sont les eaux de Kissingen, et de Hombourg. Bardet, dans l'étude qu'il a faite de son voyage aux eaux minérales allemandes, montre, qu'à l'exception de Carlsbad, les Allemands n'ont guère que des eaux chlorurées sodiques faibles, à l'aide desquelles ils sont arrivés à soigner avec un vrai succès des affections bien différentes. Il faut dire qu'ils y ont installé des maisons de cure, dont l'organisation leur permet de soigner des malades qui ne prennent pas les eaux.

Les eaux chlorurées mixtes de Saint-Nectaire conviennent également à ce groupe.

Le groupe névropathique. — *Le groupe névropathique* comprend d'une façon très schématique, deux catégories de nerveux : ceux qui ont une tendance à la *dépression*, et ceux qui ont une tendance à l'*excitation*.

Les nerveux avec tendance à la dépression sont très nombreux. La neurasthénie n'est autre chose qu'une dépression irritable, une faiblesse irritable, et se manifeste par des alternatives d'excitation et de dépression, avec tendance marquée vers la dépression terminale. A ces malades conviennent les stations dans lesquelles existent la vie au grand air, l'hydrothérapie froide ou mitigée.

Les nerveux excités sont des douloureux, des spasmodiques, auxquels conviennent les moyens calmants, les douches et l'hydrothérapie chaudes. Nous envoyons ces malades à Plombières, à Luxeuil, à Néris, à Bains-les-Bains, dans les stations où, grâce à la thermalité des eaux, il est possible de produire un effet calmant à la fois général et local.

Indications tirées de l'état local.

a) de l'estomac.

Les **contre-indications**, tout d'abord, sont les cancers, l'état cachectique, les poussées aiguës au cours de l'ulcus, la sténose pylorique ou la sténose méso-gastrique suffisamment accentuée pour provoquer une rétention marquée des aliments et du liquide au-dessus du point rétréci. En général, on ne doit pas envoyer aux eaux les malades qui présentent de la stase alimentaire vraie, ou qui en ont présenté d'une façon notable et un peu prolongée. Cette stase est en rapport, la plupart du temps, avec une sténose matérielle du pylore, d'origine ulcéreuse, cancéreuse, ou d'origine extrinsèque. En dehors de la stase, due à une sténose pylorique accentuée, les malades, atteints d'une trop grande dilatation de l'estomac, ne devront pas non plus être envoyés avec l'illusion que les sources pourront leur être utiles, en réalité, pour y suivre un traitement analogue à celui d'une maison médicale quelconque.

Indications. — Pour donner les indications hydrologiques au cours des maladies d'estomac, je me vois obligé de faire *une classification des états dyspeptiques*, qui n'a d'autre mérite, à l'heure actuelle, que de rendre plus compréhensibles ces indications, tant il est difficile de trouver un caractère général qui subordonne les éléments cliniques les uns aux autres et satisfasse entièrement l'esprit.

Classification des états dyspeptiques. — Ces états dyspeptiques comprennent *quatre groupes:* 1° les phénomènes sensitivo-moteurs avec motricité peu diminuée et chimisme indifférent ;

2° Les cas qui présentent une diminution assez accentuée, mais pas très considérable de la motricité avec diminution fréquente, mais non constante de la sécrétion chlorhydropeptique ;

3° Les dyspepsies douloureuses ;

4° Les malades atteints de douleurs tardives avec hypersécrétion chlorhydrique et spasme du plyore.

Dans ces quatre catégories de malades, *la gastrite* peut exister à des degrés divers, ou même ne pas exister. Elle peut revêtir, soit la forme hyperpeptique de Hayem, avec hypertrophie glandulaire et hypersécrétion, soit la forme hypopeptique avec hyposécrétion et une atrophie glandulaire pas très marquée.

L'hypersécrétion muqueuse peut seule retenir notre attention, cette hypersécrétion à laquelle les anciens attachaient une grande importance, hypersécrétion muqueuse de la gastrite catarrhale, la seule dyspepsie qu'ils reconnaissaient justiciable des eaux alcalines, parce que celles-ci diluaient le mucus. Il est, toutefois, bien difficile de diagnostiquer exactement cette hypersécrétion muqueuse, le mucus pouvant venir du pharynx, de l'œsophage aussi bien que de l'estomac.

Les sensitivo-moteurs. — *Dans le premier groupe*, je désigne sous le nom *de sensitivo-moteurs*, ces phénomènes que nous rencontrons couramment chez les dyspeptiques du type neuro-arthritique, chez les nerveux et en particulier chez les neurasthéniques. Ces malades éprouvent après le repas des sensations de pesanteur, de digestion lente, pénible, ont des aigreurs, des brûlures, de la congestion de la face, et ont l'impression que deux ou trois heures sont nécessaires à leur digestion. Si vous les examinez le matin à jeun, il n'y a pas de liquide, et peu de temps après le repas, vous constatez un bruit de clapotage étendu. Cela est de peu d'importance, si ces malades ont vidé suffisamment leur estomac cinq à six heures après la digestion d'un repas moyen.

La motricité est donc peu diminuée ; de plus, le chimisme est indifférent. Celui, tantôt normal tantôt au-dessus ou au-dessous de la normale, ne peut fournir aucune indication de premier plan. Ces malades réclament un régime convenable, une bonne hygiène, et pour peu qu'ils quittent leurs occupations et la ville pour aller au grand air, ils voient pour ainsi dire cesser immédiatement leurs troubles digestifs, aussi bien que dans une station comme Vichy, Pougues, Royat. Ce n'est pas une raison pour ne pas leur donner un régime approprié, quand bien même leurs troubles disparaîtraient spontanément ! Car il en est un grand nombre, parmi ces malades, qui ne bénéficieront de leur cure de repos au grand air, ou de leur cure hydro-minérale, que s'ils ont un régime convenable. Que vous les envoyiez à Vichy, à Pougues, à Royat, rien de mieux, mais il peut y avoir telle indication dans l'état général, dans l'état du foie ou de l'intestin, pour vous faire désigner une station en rapport avec ces troubles morbides.

Atoniques et hyposécréteurs. — *La seconde catégorie* de gastropathes comprend les malades avec diminution assez marquée de la motricité et souvent de la sécrétion chlorhydro-peptique, mais sans stase vraie. Ces malades présentent souvent les mêmes malaises que ceux dont je viens de vous parler.

Quelquefois même, ces malaises sont plus accentués, l'état

général est plus touché. Ce sont des ptosés pour la plupart, chez lesquels l'examen radioscopique montre un estomac atonique dont le fond descend au niveau des crêtes iliaques. Le chimisme peut être normal, mais il n'est pas rare de constater une diminution de la sécrétion chlorhydro-peptique. Le régime devra être plus sévère que pour les précédents. Des eaux excitantes comme l'eau de Vichy, l'eau de Vals, les eaux chlorurées faibles, simples ou mixtes leur conviennent. Quelques lavages d'estomac peuvent être utiles, de même que le massage, les douches.

Dyspepsies douloureuses. — *Le troisième groupe comprend les dyspepsies douloureuses ;* en dehors de l'ulcus et des douleurs tardives.

Ces malades souffrent beaucoup, ont de l'hyperesthésie au creux de l'estomac, des crampes irrégulières dans leur apparition ; ce sont de *grands nerveux surmenés*, des femmes principalement, atteintes de ptoses. Il n'est pas rare de voir cette dyspepsie douloureuse coïncider avec la colite muco-membraneuse, avec la colite spasmodique ou l'entéralgie. A ces malades conviennent les eaux chaudes, intus et extra, telles que les eaux de Plombières, Luxeuil, Néris, Bains-les-Bains, Vichy.

Douleurs tardives avec hypersécrétion et spasme du pylore. — *Le quatrième groupe comprend les malades atteints de douleurs tardives avec hypersécrétion chlorhydrique et spasme du pylore.* Ces malades sont des ulcéreux. Ils ont un ulcère pylorique ou juxta-pylorique, cause des paroxysmes ou douleurs tardives, calmés par l'alimentation ou même par les alcalins, cause également d'hypersécrétion se traduisant par une grande quantité de liquide, quand on fait l'extraction d'un repas d'épreuve, et par une petite quantité de liquide le matin à jeun, sans détritus alimentaires reconnaissables à l'œil nu.

L'ulcus a-t-il précédé ou suivi l'hypersécrétion chlorhydrique ? Il est possible que l'hypersécrétion ait commencé avec la gastrite et l'hypertrophie glandulaire et que, plus tard soit survenu l'ulcus... Quoi qu'il en soit, ces malades dont les paroxysmes durent quinze jours, trois semaines, un mois et s'arrêtent pendant un certain temps, puis reprennent, doivent être considérés, malgré l'absence d'une gastrorrhagie, d'une hématémèse ou d'un méloena, *comme des ulcéreux*.

Ces malades, en pleine crise paroxystique, ne doivent point être envoyés aux eaux. Les crises sont-elles très atténuées ? En cas semblable, la question se pose de savoir à quelles eaux il convient de les envoyer, et dans quelle mesure on peut le faire entre leurs paroxysmes d'hypersécrétion.

En Allemagne, Carlsbad réclame les ulcéreux bien caractérisés en dehors des crises, comme pouvant être améliorés considérablement. Les eaux de Carlsbad, par leur minéralisation à base de sulfate de soude, sont de nature à atténuer les phénomènes d'hypersécrétion. En est-il de même des eaux de Vichy ? Si l'on envoie les malades de cette catégorie dans cette station, il faut avoir soin de bien spécifier la nature de leur maladie pour leur faire subir un traitement en conséquence. Car, s'ils prennent les eaux à jeun, ou avant les repas, ils sont exposés, par suite d'une excitation de la sécrétion, à une crise qui éclate à Vichy même, ou à leur retour. Accidents que l'on peut facilement éviter à la condition d'exiger un régime alimentaire très sévère, une bonne hygiène, et de ne donner les eaux que sous une forme calmante, c'est-à-dire de ne les donner que tardivement, après le repas, au moment où les malades commencent à souffrir, ou souffrent habituellement.

C'est qu'en effet, il y a deux éléments à considérer : l'élément douleur, le spasme du pylore, et l'élément sécrétion. Sans doute, le bicarbonat ede soude est un excitant de la sécrétion, par le fait soit de la production de chlorure de sodium dans l'estomac et de son passage dans le sang, soit de l'action directe, locale, du bicarbonate de soude lui-même. Il n'en est pas moins vrai que les eaux alcalines administrées après les repas, à l'heure tardive où les douleurs se produisent, calment ces phénomènes douloureux et l'hypersécrétion. Il en est de même des eaux indifférentes chaudes, comme les eaux de Plombières, qui calment la douleur et le spasme à l'heure où ils surviennent.

Indications tirées de l'état local.

b) du foie.

Après l'estomac, il serait logique de s'occuper *du duodénum* et des deux glandes annexes : *le foie* et *le pancréas*, qui y abouchent leurs conduits ; mais nous ne connaissons rien de l'action des eaux minérales, sur le pancréas. Il n'en est pas de même à l'égard du foie.

Depuis longtemps, les hépatiques sont envoyés aux eaux, et en particulier à Vichy. Les auteurs anciens, entre autres Durand-Fardel, conseillaient la cure de Vichy, dans la congestion et l'engorgement du foie, et dans la maladie lithiasique.

Congestion et engorgement du foie. — Ces mots de *congestion* et d'*engorgement du foie*, indiquaient, d'une part, la diminution dans la circulation hépatique, l'afflux exagéré du sang dans l'intérieur du foie, et, d'autre part, la tendance de la bile à stagner, à dilater les canaux, à s'écouler insuffisamment. On croyait que les eaux de Vichy, de Carlsbad, augmentaient la sécrétion biliaire, dégorgeaient les canaux, et rendaient la circulation hépatique plus normale. Hélas ! à l'heure actuelle, rien ne démontre cette action spéciale sur la sécrétion biliaire.

Max Durand-Fardel traçait ainsi le tableau clinique de ces

malades, qu'il disait atteints de congestion et d'engorgement du foie : « Les digestions sont souvent lentes, difficiles, la constipation habituelle, ou bien alterne avec la diarrhée ; dans un tiers des cas, il existe un ictère plus ou moins foncé ou une teinte subictérique, les selles ne sont point décolorées, sauf dans quelques cas et d'une façon passagère. »

L'absence de décoloration des selles, et la présence de la bile dans l'urine, permettent de rapprocher ces cas de ce que M. Gilbert et ses élèves attribuent à la congestion du foie avec colite. Le foie est sensible à la pression, augmenté de volume dans toute son étendue ou du côté du lobe droit seulement, ainsi que M. Frantz-Glénard l'a observé depuis quelques années, congestion du lobe droit hépatique, qu'il attribue à une action irritante venant du tube digestif.

Au point de vue de l'état général, d'après Max Durand-Fardel, ces malades ont une tendance à l'obésité et à la pléthore sanguine : ce sont des malades florides. Il y en a d'autres qui présentent une certaine tendance à l'anémie.

Depuis, on a divisé les congestions hépatiques en : *actives* et en *passives*. *Les congestions passives*, sont caractérisées par un trouble de la circulation capable d'amener un certain degré d'asystolie ou de tension veineuse exagérée, avec retentissement sur le foie : ces congestions sont loin de retirer d'une cure minérale, et surtout d'une cure alcaline, des résultats aussi satisfaisants que les congestions actives.

Entre ces deux sortes de congestions, existent des cas intermédiaires que l'on rencontre chez des malades atteints d'une affection cardiaque, d'ailleurs bien compensée et chez des artério-scléreux, qui, à certains moments, peuvent présenter de l'augmentation de volume du foie, avec légère poussée cholémique ou subictérique.

Les congestions actives, d'après M. Chauffard, sont les unes, sous la dépendance d'une maladie aiguë : infection ou intoxication, et ne nous concernent pas ; les autres, sont sous l'influence de la suralimentation ou de troubles intestinaux et nous intéressent.

Un *type assez fréquent* de congestion active se rencontre chez les sédentaires, les surmenés intellectuels, qui ont une alimentation excessive, quelquefois même un léger degré d'éthylisme bourgeois, prenant trop de vin à leurs repas, et un verre de liqueur pour faciliter la digestion. Ces malades fournissent les obèses, les goutteux, les diabétiques, toute la série des neuro-arthritiques.

Mais auparavant, ils éprouvent certains malaises du côté du foie, sensation de pesanteur ou de gêne, et présentent une teinte subictérique. A l'examen, le foie est gros et douloureux, surtout à la suite d'écarts de régime.

A côté de ce type, il en existe d'autres qui présentent des troubles digestifs permanents, comme par exemple ceux que Bouchard rattache à la dilatation de l'estomac et à la congestion du foie concomitante. S'il est vrai que cette congestion se rencontre dans cette dilatation d'estomac, type Bouchard, dilatation dite d'origine juvénile, elle se rencontre plus souvent encore chez des dyspeptiques intestinaux.

Ces malades peuvent bénéficier d'une cure à Vichy, à Carlsbad, ou dans des stations analogues, *à la conditions d'être soumis à une direction sévère sous le rapport de leur régime alimentaire* et de leur hygiène générale.

Dans ces stations, peuvent également bénéficier d'une cure les malades atteints de *congestions hépatiques, dites des pays chauds*, dans lesquelles on voit intervenir presque toujours, soit le paludisme, soit la dysenterie, soit des entérites de divers ordres. Plombières, Châtel-Guyon et Brides réclament aussi de tels malades.

De la lithiase biliaire. — Après la congestion hépatique, *la lithiase biliaire*. Le traitement de la maladie calculeuse appartient aux eaux bicarbonatées sodiques, dit Max Durand-Fardel qui, par maladie calculeuse, entendait surtout *l'état diathésique.* Que ces malades fussent envoyés aux eaux simplement diurétiques, comme Vittel ou Contrexéville, il s'en étonnait, tout en l'admettant cependant.

Quelles sont, à l'heure actuelle, les indications de la lithiase biliaire, les contre-indications temporaires ou définitives ?

Indications hydrologiques de la lithiase biliaire. — *Les indications* ont été nettement posées par M. Gilbert, depuis une dizaine d'années.

Autrefois, les malades qui présentaient des coliques hépatiques avec ou sans jaunisse, d'origine vésiculaire, ou d'origine biliaire proprement dite, étaient envoyés indistinctement à Vichy, pour y subir un traitement identique.

Lithiase de la vésicule. — M. Gilbert et ses élèves distinguent avec raison les *lithiasiques de la vésicule des lithiasiques des voies biliaires.* Quand les calculs de la vésicule donnent lieu à des inflammations de cette poche, à des accidents de coliques vésiculaires par de petites poussées de cholécystite, accompagnée de péricholécystite, aucun traitement, aucune cure minérale ne peut donner l'espoir de les dissoudre ; la seule chose qui soit possible de faire, c'est de rendre la vésicule plus tolérante en cherchant à diminuer l'inflammation qui a pu se produire, seule cause des crises douloureuses paroxystiques, des crises de cholécystite ou de péricholécystite. Aussi faut-il éviter de recourir à des cures intensives, capables d'être irritantes ou de donner lieu à des poussées pendant la cure même.

Pour cela, il convient de prescrire à ces malades des stations où l'on fait soit des cures de lavage, soit des cures calmantes. Toutefois, on peut les envoyer à des eaux fortes, comme à Vichy, ou à Carlsbad, à la condition de prendre des précautions particulières pendant la cure pour éviter toute poussée, rendre la vésicule habitable pour les calculs et sans inconvénient pour celui qui en est porteur. Aussi faudra-t-il que cette cure soit atténuée et menée très doucement !

Lithiase des canaux biliaires. — S'agit-il au contraire, de la lithiase biliaire proprement dite, avec production de boue biliaire dans l'intérieur des canaux biliaires, inflammation de ces canaux et du cholédoque, coliques hépatiques, poussées d'angiocholite ! Il en est tout autrement, en ce qui concerne la médication. Celle-ci doit consister, avant tout, à faire une chasse à liquéfier la bile, à nettoyer les voies biliaires et à modifier l'état d'angiocholite subaiguë, si fréquente chez un certain nombre de ces malades.

A côté de l'augmentation de la sécrétion biliaire, de la chasse biliaire, se place une action modificatrice due aux sels qui entrent dans la composition des eaux alcalines, action qui modifie la vitalité des cellules hépatiques et des canaux biliaires. N'est-on point frappé de ce fait, que l'administration de bicarbonate de soude, surtout à des doses un peu élevées, amène une rétention du chlorure de sodium en même temps qu'une action analogue s'exerce sur toutes les cellules de l'organisme, les cellules de sécrétion, principalement, action modificatrice de la vitalité cellulaire, attribuable aux sels, mais plus spécialement aux sels des eaux prises directement à la source...

A ce propos, je me rallierais volontiers à l'hypothèse émise par M. Paul Meyer, de Carlsbad, pour expliquer l'éclosion des crises de coliques hépatiques, soit à Carlsbad, soit à Vichy. Il est fréquent de voir dans l'une ou l'autre de ces stations, des malades pris, au bout de quelque temps, d'une colique hépatique, favorable d'après les uns, défavorable d'après les autres ; ce qui prouve l'action efficace des eaux, puisque le foie est mis en mouvement, et qu'il a réagi sous la forme d'une colique hépatique. Comment l'expliquer ? S'agit-il d'une augmentation de la sécrétion biliaire, produite en arrière d'un calcul ou d'une masse de boue biliaire, capable de produire une chasse, de forcer le passage ?... Mais alors, il faudrait une pression capable de forcer le sphincter de l'ampoule de Water, qui ne s'ouvre que sous une pression de 70 cent. de Hg. tandis que la pression biliaire n'a jamais été trouvée supérieure à 20 centimètres...

Ne peut-on pas admettre avec M. P. Meyer, que les calculs se trouvent enclavés dans les canaux biliaires ou dans le cholédoque, par suite d'un certain degré d'inflammation de la muqueuse et que, sous l'influence de la cure, cette inflammation a diminué, le canal a repris son volume, et le calcul, en se libérant, a pu descendre et provoquer une colique hépatique ?

N'est-ce pas là une hypothèse séduisante qui vient à l'appui de l'action modificatrice vitale des eaux alcalines, que je formulais tout à l'heure ?

Ceci m'amène à vous exposer le problème que soulève l'oblitération complète du canal cholédoque.

A quel moment convient-il de faire une cure minérale avec l'espoir de déboucher le canal oblitéré, ou combien de temps faut-il attendre avant d'opérer ces malades ?

Les opinions diffèrent : les uns, avec M. Quénu, Lyon, Ewald, Doyen, prétendent qu'après cinq semaines d'ictère, le chirurgien peut intervenir ; les autres, avec Kehr, — le chirurgien spécialiste du foie. — et M. Legendre, attendent trois mois ; d'autres enfin, avec M. Linossier, pensent qu'une oblitération, datant d'une année, peut se déboucher. Entre ces opinions, je me rallie à une formule intermédiaire, qui est de six semaines à deux mois, pour l'intervention chirurgicale.

Contre indications temporaires de la lithiase biliaire. — *Les contre-indications temporaires* sont les récentes coliques hépatiques, les poussées d'angiocholite fébriles, de cholécystite, et de péricholécystite. Dans ces cas, les cures seront indiquées, mais ultérieurement, et seront douces et prolongées ou besoin.

Contre-indications définitives. — *Les contre-indications définitives* sont l'état cachectique, la cirrhose biliaire, le début du cancer de la vésicule biliaire, succédant à la lithiase vésiculaire, mais le diagnostic différentiel est souvent hérissé de difficultés.

Indications tirées de l'état local.

c) de l'intestin.

Quelles sont, maintenant, les cures thermales qui conviennent aux maladies de l'intestin ? Les indications en sont bien souvent complexes, par suite de la coexistence possible de phénomènes gastriques, hépatiques ou pancréatiques. En cas semblable, il est nécessaire de rechercher quel est le facteur primitif ou prédominant. En outre, j'insiste sur l'importance toute particulière que présente, chez les intestinaux, l'hygiène générale, et *surtout le régime alimentaire suivi* avec une grande régularité ; d'où la nécessité le plus souvent de mettre certains malades dans un internat médical, tant pour y être suivis au point de vue de la thérapeutique que pour y être étudiés convenablement au point de vue des manifestations de leur entéropathie.

Les indications visent la constipation simple, les constipations compliquées, la colite muqueuse et les diarrhées permanentes.

La constipation simple. — Il n'est pas de station au monde dont les eaux par elles-mêmes suffisent à guérir la constipation et à obtenir, par leur usage, un résultat satisfaisant. Sans doute, certains constipés vont à Châtel-Guyon, à Brides, à Carlsbad ou à Marienbad, et voient leur constipation disparaître, mais il en est d'autres chez lesquels la cure n'a aucune action ou n'a qu'une action momentanée. Il ne faut pas oublier qu'il suffit à une catégorie de constipés de renoncer à leurs habitudes de surmenage ou de sédentarité dans la ville, de prendre un régime meilleur ou mieux approprié, quelquefois même, sans changer de régime, de se transporter à la campagne, au grand air, de prendre un peu d'exercice et de chasser, pour voir disparaître une constipation opiniâtre. Ce qui n'empêche pas d'envoyer ces malades dans les stations désignées déjà où ils pourront suivre les traitements alimentaire, hygiénique, mécanothérapique, électrothrapique, sans que pour cela on veuille s'obstiner à les soigner exclusivement par l'eau de la station...

Les constipations compliquées : la colite muco-membraneuse. — La constipation compliquée est la colite muco-membraneuse, c'est-à-dire la constipation spasmodique avec excrétion de muco-membranes considérables et phénomènes douloureux, accompagnés d'accidents généraux assez marqués, phénomènes nerveux, dépression neurasthénique, et anémie.

J'envoie ces malades de préférence aux eaux chaudes, à Plombières, à Luxeuil, à Néris, à Bains-les-Bains, à la condition de leur faire un traitement approprié qui doit être avant tout un traitement calmant, dans lequel la balnéation, la douche sous-marine, employée avec tant de succès à Plombières, quelques massages convenablement faits, devront jouer le rôle le plus important.

Des lavages d'intestin. — Chez ces malades, on a abusé pendant longtemps *des lavages d'intestin.* Quand ils sont répétés souvent, qu'ils sont faits avec une pression trop forte, et une quantité d'eau trop considérable, ils tendent à perpétuer le spasme quand il existe déjà, ou à l'établir quand il fait défaut. Quand ils sont faits dans ces mauvaises conditions, ils sont par excellence la cause de production des membranes dans la colite muco-membraneuse, membranes qu'on ne rencontre que rarement en dehors des abus des lavages intestinaux.

Ce n'est pas à dire pour cela qu'il ne faille plus faire de lavage d'intestin. Au contraire, les lavages sont indiqués quelquefois, en particulier dans les cas où existe et prédomine l'atonie, ou un mélange d'atonie et de spasme, atonie à la partie supérieure du côlon, spasme à la partie inférieure. Il en est de même des cas où existent des odeurs fétides sans phénomènes de spasme ou de douleur trop marquée le long du côlon descendant : dans ces cas, les lavages seront faits avec beaucoup de prudence pour ne pas produire de spasme.

Les colites muqueuses. — Entre la colite muco-membraneuse et la diarrhée, il existe *les colites muqueuses*, dans lesquelles il y a deux ou trois selles par jour, en tas, brillantes, avec du mucus intimement mélangé et un peu de mucus en dehors de la selle. Les souffrances, quoique moins vives que dans l'entéro-colite muco-membraneuse, n'en sont pas moins quelquefois assez marquées.

La colite muqueuse est particulièrement rebelle : aussi demande-t-elle un traitement prolongé et beaucoup d'attention. S'améliore-t-elle, elle tend à revenir vers la constipation qui l'a précédée. Aussi s'agit-il de faire un traitement, qui tantôt modifie la muqueuse et diminue la tendance à la diarrhée, tantôt combat la constipation et empêche les nouvelles poussées ou débâcles diarrhéiques, qui sont une menace perpétuelle de récidive.

Des fausses diarrhées. — Entre la colite muco-membraneuse avec constipation et la colite muqueuse existent des intermédiaires sous forme de fausses diarrhées ou de débâcles diarrhéiques.

Ce sont des malades qui présentent des petites périodes de constipation séparant les poussées de diarrhée, les unes des autres, ou encore des malades qui ont trois et quatre selles par jour, dans lesquelles existent toujours des morceaux durs, même dans la troisième ou la quatrième selle. Ces malades, qui tendent à aboutir à la colite muqueuse permanente, doivent être envoyés de préférence aux eaux de Châtel-Guyon, dont les propriétés chimiques renferment des substances ayant une action modificatrice sur la muqueuse de l'intestin, analogue à celle que je suis tenté d'admettre pour la muqueuse des voies biliaires. On obtient chez ces malades, des modifications qui tendent à persister, soit à Châtel-Guyon, soit à Brides, soit à Carlsbad, soit dans d'autres stations.

Les diarrhées permanenentes. — *La diarrhée vraie* est susceptible de s'améliorer par une cure, à l'aide d'une petite quantité de sulfate de soude, dans de l'eau de Vichy, à l'aide d'eau de Carlsbad, d'eau de Châtel-Guyon, mais il est impossible de distinguer à l'avance, ceux qui peuvent en bénéficier.

La diarrhée nerveuse est tributaire des eaux de Plombières et des eaux calmantes analogues. Qu'est-ce au juste que la diarrhée nerveuse ? Est-ce la diarrhée nerveuse, telle qu'on la rencontre au cours du tabès ? Est-ce la diarrhée d'origine émotive, purement psychique ? Par diarrhée nerveuse, on peut comprendre qu'il s'agit de diarrhée s'accompagnant de coliques, de douleurs. Dans ces conditions, les malades qui en sont atteints, pourvu qu'ils ne soient pas trop malades, pourront faire une cure de balnéation chaude et se trouveront bien d'une cure de Plombières.

La diarrhée d'origine gastrique liée à la diminution de la sécrétion chlorhydrique, et *la diarrhée d'origine pancréatique,* la sécrétion pancréatique étant surtout réglée par la sécrétion gastrique, sont autant de questions qui ne sont pas encore résolues au point de vue de l'influence que peuvent exercer sur elles les cures thermales.

Je termine en insistant sur l'importance qu'il y a à faire, à l'égard des maladies du foie, et surtout des maladies de l'intestin, un *traitement sur mesure et non un traitement de confection*. C'est-à-dire que beaucoup de malades auraient un intérêt considérable à aller, non pas trois ou quatre semaines dans telle ou telle station ; mais à y passer tout leur été, à se mettre pendant plusieurs mois entre les mains de médecins expérimentés qui exercent dans les stations.

Dans ces conditions, les résultats obtenus seraient infiniment supérieurs à ceux qu'on obtient à l'heure actuelle, et je crois que c'est dans ce sens que doit se développer la pratique de ces stations particulières...

CHAPITRE III

Indications hydrologiques dans les maladies de la nutrition

Par le Dr MARCEL LABBÉ.

Professeur agrégé, Médecin de l'Hôpital de la Charité.

De tout temps, les cures hydrominérales ont joué un rôle de premier ordre dans les maladies de la nutrition. La médecine moderne, n'a fait que sanctionner et développer leur importance.

Et cependant, quand on cherche à pénétrer leur mécanisme thérapeutique, on reste bien souvent dans l'incertitude. Notre ignorance à cet égard a exercé la verve des ironistes, et non des moindres, tels que Guy-Patin, Voltaire et Henri Heine. « Quand le fils d'Esculape, écrit ce dernier, ne sait plus où donner de la tête avec son client, alors il l'envoie aux bains avec une longue consultation écrite, qui n'est autre chose qu'une lettre de recommandation adressée au Hasard ».

C'est là un scepticisme outré ; car si nous ne connaissons pas le comment et le pourquoi des choses, la vieille expérience médicale fondée sur l'empirisme nous renseigne fort bien sur les propriétés des eaux et sur les effets qu'on en peut attendre dans les maladies.

« Nul étonnement, écrit le professeur Landouzy, que les premières applications thermales, comme les premières différenciations des Sources, aient relevé de l'Empirisme : médecins et malades s'étant, à la longue, aperçu, suivant le choix de la source, suivant son emploi interne ou externe, suivant la technique usagée, que dans le groupe des sources d'une même station, le thérapeute trouvait matérialisées toutes les vertus que la fiction antique prêtait au chœur des Naïades présidant, chacune, aux mystères des Sources ».

Les progrès de la science, tout en jetant quelques lueurs sur la physiothérapie, aboutissent surtout à faire ressortir la complexité du problème

Action des eaux minérales sur les diathèses

Ce n'est pas une action spécifique sur les troubles de la nutrition, qu'il faut demander aux eaux minérales ; nous n'en connaissons pas qui guérissent, à proprement parler, les diathèses.

Des eaux alcalines, comme celles de Vichy, de Carlsbad, qui exerçent une action si heureuse sur les diabétiques, ne font point disparaître pourtant le trouble glycorégulateur. V. Noorden en mesurant la tolérance hydrocarbonée de ses diabétiques, avant et après une cure à Carlsbad, à Neuenahr ou à Hombourg, a constaté que le plus souvent elle ne subissait aucune modification.

Les cures de Vittel ou de Contrexéville, si efficaces chez les goutteux et les néphro-lithiasiques, n'exerçent qu'une action douteuse sur le trouble physiologique spécifique de la goutte et de la lithiase urique. Peut-être certaines eaux, par leur radioactivité, influençent-elles favorablement la solubilité de l'acide urique ? C'est un problème encore à l'étude.

Les cures de Brides ou de Marienbad, auxquelles nous soumettons avec tant d'avantages nos obèses, ne les font point maigrir, si l'on n'y associe la cure de régime et d'exercice.

Action des eaux minérales sur les troubles viscéraux.

En somme, les cures hydrominérales, qui améliorent si nettement les malades, ne guérissent point leur maladie.

C'est par une voie détournée qu'elles exerçent leur action

bienfaisante. Elles redressent le fonctionnement des principaux organes ; elles activent le foie ; elles augmentent les éliminations par l'intestin, par les reins, par la peau, et au moyen des débâcles qu'elles provoquent, aboutissent à une désintoxication de l'économie.

Or, les malades que nous avons à traiter pour des troubles de la nutrition, représentent en général des cas très complexes. Outre les associations de diathèses qui sont fréquentes, ils cumulent presque toujours des diathèses et des troubles viscéraux (hépatiques, rénaux, gastriques, intestinaux, cardiaques, etc.). Rappelons-nous l'exemple de ces obèses qui sont parfois atteints simultanément de diabète et de goutte, et qui aboutissent plus ou moins tardivement au mal de Bright et à l'insuffisance cardiaque.

Ces malades ont souvent plus à souffrir des troubles viscéraux que de leur diathèse même ; ainsi, on ne meurt point d'obésité, mais un obèse meurt de troubles cardiaques et de troubles rénaux qui compliquent presque fatalement sa diathèse.

La goutte même ne tue pas ; les accidents mortels qui surviennent chez les goutteux sont dus en général à l'urémie conditionnée par la sclérose rénale, à des troubles cérébraux d'origine vasculaire, ou à des intoxications complexes se produisant à la faveur des insuffisances rénales, hépatiques, cardiaques, fréquente chez ces malades.

C'est sur ces troubles viscéraux, compliquant les diathèses et plus redoutables que les diathèses elles-mêmes, que les cures hydrominérales exerçent leur action.

Un obèse suralimenté, au foie surmené, se trouve bien d'une cure alcaline et purgative à Brides ou Châtel-Guyon, qui lui fait éliminer ces substances nuisibles indûment retenues dans l'organisme que les anciens dénommaient matières peccantes et que la science moderne n'est pas encore parvenue à cataloguer. S'il ne suit que la cure hydrominérale, sans faire en même temps une cure de régime et d'exercice, il ne maigrit point ; sa diathèse n'est donc point modifiée, mais les troubles viscéraux surajoutés ont été amendés, et il se porte mieux.

Un goutteux se trouve bien d'une cure diurétique; celle-ci n'a pas aboli le vice du métabolisme purique, mais elle a débarrassé le malade de l'excès d'acide urique imprégnant ses humeurs, et d'une série de substances nocives, retenues dans son organisme par suite du mauvais fonctionnement des reins, guettés par la sclérose.

Un diabétique fait-il une cure à Vichy ou à Carlsbad, sa glycosurie ne change pas, s'il ne fait pas en même temps une cure de régime. Mais son foie, son intestin fonctionnent mieux et son état général devient meilleur. Aussi, est-ce surtout dans les formes complexes que les eaux minérales sont utiles. Dans les diabètes sans dénutrition, précédés par l'obésité, accompagnés de goutte ou de lithiase, de troubles intestinaux, de troubles hépatiques, une cure alcaline, et même des eaux hydrominérales associées et successives font merveille. Par contre, dans les diabètes avec dénutrition, survenant chez des sujets non suralimentés, n'ayant point de congestion hépatique ni de troubles intestinaux, les cures hydrominérales restent souvent sans effet et parfois même, à cause des fatigues qui en résultent, elles sont plus nuisibles qu'utiles.

Action des eaux minérales sur les activités cellulaires.

Pour être la plus évidente et la plus anciennement connue, l'action dépurative des eaux minérales — bicarbonatées, sulfatées et chlorurées — n'est pas la seule que nous sachions utiliser.

Il y a des eaux sulfureuses qui exerçent sur les muqueuses, sur la peau, sur les sécrétions et sur tous les processus organiques une action excitante. Ces eaux sont avantageuses chez les lymphatiques, chez les individus dont l'activité cellulaire est insuffisante, chez les porteurs de suppurations torpides; par contre, elles seraient nuisibles chez ceux dont les combustions sont exagérées, chez les diabétiques avec dénutrition par exemple.

Les eaux arsenicales ont une action reconstituante, relèvent les forces et excitent l'appétit ; elles agissent favorablement sur la peau et sur le tissu lymphoïde. Nous ne savons rien de plus précis sur leur mode d'action, mais nous reconnaissons qu'elles sont utiles contre certaines affections cutanées, contre les états lymphatiques, et chez les individus amaigris, déprimés et anorexiques. Ces indications justifient leur emploi chez les arthritiques atteints d'eczéma et chez les diabétiques avec dénutrition amaigris et épuisés.

Les eaux ferrugineuses sont excitantes et reglobulisantes. Leur emploi est indiqué dans le traitement des anémies.

Certaines eaux, riches en chlore, en brome et en iode, exercent une action excitante sur la nutrition et sont particulièrement efficaces contre le lymphatisme et la scrofule.

Enfin, un grand nombre d'eaux possédant une thermalité, une composition chimique et une concentration variables, et certaines boues minérales, employées sous forme de bains ou d'applications locales, exerçent une action utile sur les séquelles de rhumatisme, principalement sur les rhumatismes d'origine toxique et sur les reliquats des arthrites goutteuses.

Mécanisme physiologique de l'action des eaux minérales.

On voit par ce rapide exposé qu'il y a toute une gamme d'eaux minérales susceptibles d'agir sur la nutrition pour la modifier en divers sens ; les unes excitent les émonctoires et favorisent la dépuration de l'organisme, les autres activent ou au contraire ralentissent les processus cellulaires ; d'autres agissent spécialement sur la lymphe ou sur le sang.

Le mécanisme suivant lequel ces eaux minérales exerçent les actions que nous venons d'indiquer nous est à peu près inconnu. Nous soupçonnons seulement qu'il est très complexe. Les propriétés physiques et chimiques des eaux minérales sont en effet multiples et chacune d'elles a son importance. La nature des minéraux qui les composent, leur concentration, leur alcalinité, leur température, leur état électrique, sont susceptibles d'influer sur nos processus cellulaires suivant des modes que nous soupçonnons à peine. Bien plus, une eau minérale, doit être considérée comme quelque chose de vivant qui meurt et se décompose rapidement. Il y a longtemps que Thura de Castello avait remarqué que les propriétés des eaux prises au griffon de la source étaient plus actives que celles des eaux transportées en bouteille ; cela ne tient pas seulement aux décompositions chimiques qui s'effectuent dans le liquide ; les découvertes récentes ont mis en évidence les propriétés radioactives de certaines eaux minérales et l'on sait que ces propriétés se détruisent rapidement quand l'eau est sortie de la terre.

Indications thérapeutiques dans les divers troubles de la nutrition.

Nous n'avons pas attendu de connaître le mécanisme physiologique des cures hydrominérales pour apprendre à les employer. Comme je l'ai dit plus haut, ce sont les leçons de l'empirisme, ce sont les acquisitions de l'expérience clinique qui nous ont fourni les indications de leur emploi. Après avoir mis en relief ce que l'on peut attendre des cures hydrominérales, nous allons maintenant exposer le choix que l'on en doit faire au cours des maladies de la nutrition.

Obésité. — Les obèses seront envoyés à Brides, à Châtel-Guyon, à Marienbad, dont les eaux purgatives auront le triple avantage de décongestionner le foie, de renforcer le rôle éliminateur de l'intestin et de diminuer l'absorption digestive. Mais on insistera sur la nécessité de la cure de régime et d'exercice, car la cure hydrominérale, à elle seule, ne fait point maigrir.

Quand l'obésité se complique d'une autre diathèse, les indications hydrominérales en sont modifiées ; la goutte, la lithiase rénale peuvent nécessiter une cure à Contrexéville ou à Vittel, qui remplacera la cure de Brides, pourvu que le malade y suive les mêmes prescriptions de régime et d'exercice.

Quand l'obésité se complique de mal de Bright, Saint-Nectaire est indiqué ; si elle est aggravée de rhumatismes chroniques, une cure par les eaux sulfureuses d'Aix, ou par les eaux de Bourbonne-les-Bains, de Bourbon-Lancy ou de Bourbon-l'Archambault s'impose.

Mais si les troubles cardiaques dominent, il est préférable de s'abstenir de toute cure fatigante ; tout au plus, une saison prudente aux bains de Royat pourrait-elle être tentée.

Maigreur. — Si la maigreur ne relève point d'une affection du tube digestif, comportant des indications spéciales que je n'ai point ici à envisager, si elle est due à une excitation exagérée du système nerveux, chez des individus qui brûlent trop et ne réparent pas suffisamment leurs forces, elle doit être traitée par une cure sédative à Néris, à Plombières, à Luxeuil ou à Divonne. L'engraissement, la reconstitution des tissus peuvent être favorisés par une cure arsenicale à La Bourboule ou à Royat.

Diathèse urique. — A la diathèse urique (goutte, lithiase rénale) répondent, depuis longtemps, les eaux diurétiques lithinées de Vittel, Contrexéville, Martigny, et les eaux diurétiques hypoconcentrées d'Evian et Thonon. Les premières sont les plus actives, les secondes sont les plus faciles à tolérer. Ces eaux, administrées avec les précautions qui sont aujourd'hui en usage, produisent un véritable lavage des tissus et entraînent les excès d'acide urique des humeurs.

Depuis quelque temps, on a vanté comme spécifique les émanations radioactives, que l'on emploie en France dans les émanatoria de Colombières-sur Orb et de la Malou.

Telle est l'indication fondamentale. A ce traitement peuvent être substituées ou associées d'autres thérapeutiques en rapport avec les formes et les complications diverses de la goutte et de la lithiase rénale.

Goutte. — Certains goutteux frustes, qui sont avant tout des gros mangeurs et des pléthoriques, se trouvent bien d'une cure à Châtel-Guyon, à Brides, à Carlsbad ou à Marienbad.

D'autres, dont le foie est congestionné, bénéficieront d'une saison à Vichy, à Pougues ou à Vals.

Les goutteux brightiques seront envoyés à Saint-Nectaire.

Les goutteux ayant des troubles circulatoires et une tendance à la faiblesse du cœur suivront la cure de Royat.

Enfin chez les goutteux invétérés, asthéniques, on pourra essayer de réveiller les forces par une cure à Bussang ou à Spa.

Chez les malades qui conservent des arthropathies douloureuses, des empâtements articulaires, des raideurs, le traitement local et externe doit venir compléter la cure de boisson. Chez un goutteux encore jeune, peu de temps après une crise aiguë, il faut bien se garder de provoquer une reviviscence de la maladie ; les eaux sédatives de Bourbon-Lancy, de Bagnères-de-Bigorre, de Plombières, de Néris pourront être utilisées. Chez un malade invétéré, qui n'est plus exposé aux crises franches de goutte, il ne faut pas craindre les cures plus actives à Aix-les-Bains, à Dax, aux stations sulfureuses des Pyrénées, à Bourbonne-les-Bains ou à Bourbon-l'Archambault.

Lithiase rénale. — Aux trois lithiases rénales — uriques, oxalique, phosphatique — s'oppose la même cure de lavage des voies urinaires au moyen des eaux diurétiques prises en boisson.

Dans les infections anciennes des voies urinaires, les mêmes cures sont indiquées ; dans ces cas, les eaux de La Preste se montrent particulièrement actives.

Diabète. — Les indications sont très différentes suivant les diabétiques que l'on envisage.

1° Les uns, qui ont une cirrhose ou une congestion du foie accompagnée d'une glycosurie légère, et qui sont, à proprement parler, plutôt des hépatiques que des diabétiques, représentent le véritable triomphe de Vichy. Pourvu qu'ils veuillent bien s'astreindre à quelques précautions diététiques, ils peuvent après une ou plusieurs cures être définitivement guéris.

2° Dans une seconde catégorie, nous plaçons les suralimentés, obèses, ayant un foie hypertrophié, atteints de diabète sans dénutrition. Ceux-là se trouvent aussi très bien de la cure de Vichy qui doit être intensifiée, prolongée, répétée. Les mêmes bénéficient également de la cure de Carlsbad, lorsqu'ils sont assez vigoureux pour la bien supporter, et de la cure de Brides.

3° D'autres sujets sont atteints aussi de diabète sans dénutrition, mais leur trouble glycorégulateur est plus profond, leur tolérance pour les hydrates de carbone est très faible ou même nulle, et ils sont susceptibles de présenter, à la suite d'une aggravation de la maladie, une dénutrition azotée passagère ou définitive. Ces sujets appartiennent à une catégorie intermédiaire et on les voit passer, par l'évolution même de la maladie, du diabète sans dénutrition dans le diabète avec dénutrition azotée et acidose. Tantôt ils ont commencé par être des obèses ; tantôt ils n'ont jamais été des obèses ni des suralimentés.

Leur traitement est plus délicat à instituer. En général, la cure alcaline de Vichy leur est favorable, à condition qu'elle soit menée avec précaution. S'ils la supportent mal, on a la ressource de les envoyer à Pougues ou à Vals ; dans cette dernière station, la source Dominique, par son contenu en arsenic, est d'un emploi très avantageux.

Quand la dénutrition azotée se prononce, quand ces malades sont très déprimés, les eaux alcalines sont défavorables. C'est alors qu'il faut user des eaux minérales comme celles de La Bourboule et de Royat.

4° Les malades atteints de diabète avec dénutrition, surtout s'il est compliqué d'acidose, ne doivent pas être envoyés dans les stations hydrominérales. Ils n'en tireraient aucun bénéfice ; et pour eux, tout déplacement, toute fatigue, toute médication violente sont pleins de dangers. On les voit parfois tomber dans le coma peu après leur arrivée. Ces malades doivent être traités dans une maison de santé et non dans un hôtel ; ils ont besoin d'une cure diététique plus que d'une cure hydrominérale. En tous cas, ils doivent être surveillés de très près.

Quelques complications fournissent des indications spéciales:

L'albuminurie persistante, qui ne cède pas au régime, nécessite une cure à Saint-Nectaire.

Les affections cutanées, les bronchites sont améliorées par la Bourboule.

La tuberculose pulmonaire contre-indique toute cure alcaline, répondrait à la rigueur à une cure arsenicale modérée, et se trouve surtout bien d'un séjour dans un climat sédatif, sec et tempéré. Les malades doivent passer leur hiver dans le midi, soit dans les stations abritées de la côte méditerranéenne, soit dans les stations des Pyrénées (Pau, Amélie-les-Bains). Comme la cure de régime est, en cas de tuberculose pulmonaire chez un diabétique, d'une importance capitale, il importe que le malade puisse trouver, dans la station où il se fixera, un hôtel, une maison de santé ou une villa où il lui sera possible de suivre un régime rigoureux.

Lithiase biliaire. — Les théories, infectieuse ou dyscrasique, par lesquelles on s'efforce d'expliquer la pathogénie de la lithiase biliaire ne nous fournissent aucune indication sur le choix des eaux minérales, dans le traitement de cette affection. L'empirisme seul nous renseigne à cet égard. Trois types d'eau sont ici particulièrement utiles.

Vichy jouit depuis longtemps d'une réputation méritée. Comment agit-elle ? Est-ce en provoquant une hypersécrétion biliaire et la chasse des calculs ? Est-ce en modifiant l'état physicochimique de la bile et en faisant disparaître les conditions qui favorisent la précipitation de la cholestérine et des pigments biliaires ? Nous n'en savons rien ; nous constatons seulement que des sujets, ayant eu des crises répétées de coliques hépatiques, peuvent, après une ou plusieurs saisons à Vichy, être considérés comme guéris.

A ceux qui ne supportent pas bien la cure trop active de Vichy, nous ordonnons une saison dans une station d'eaux bicarbonatées sodiques analogues, telle que Vals ou Pougues.

Les eaux bicarbonatées sulfatées de Vittel, de Contrexéville, de Capvern exercent sur la lithiase biliaire une action comparable ; l'association de la lithiase biliaire et de l'uricémie peut les faire choisir de préférence aux premières.

L'eau sulfatée sodique de Carlsbad jouit également d'une réputation méritée. La cure, plus laxative et plus violente, exerce une désintoxication plus complète chez les obèses suralimentés ; les malades âgés ou fatigués la supportent moins bien.

Rhumatisme chronique. — Certaines formes de rhumatisme chronique ou subaigu rentrent dans le cadre des troubles de la nutrition.

Ce sont ces myalgies, ces arthralgies, ces lumbagos, ces arthrites que l'on observe chez des arthritiques suralimentés et qui parfois ressemblent si bien à la goutte que le diagnostic en est très délicat.

Ces rhumatismes nécessitent un traitement hydrominéral interne et externe. Interne : par les cures diurétiques comme celles de Vittel et de Contrexéville, par les cures purgatives comme celles de Brides et de Châtel-Guyon, par les cures d'émanations radioactives comme à la Malou, et à Colombières-sur-Orb.

Externe : par des cures sédatives aux stations thermales oligométalliques de Bourbon-Lancy, de Néris, d'Evaux, de Plombières ; par des cures déjà un peu plus excitantes aux stations thermales et chlorurées de Bourbonne-les-Bains et de Bourbon-l'Archambault ; par des cures excitantes d'eaux sulfureuses, dans les stations à activité croissante d'Aix-les-Bains, de Luchon, d'Ax, de Barèges ; enfin par des bains de boues comme à Dax, à Barbotan, à Saint-Amand. Il y a là toute une gradation de l'activité des cures dont il faut tenir compte pour bien se garder de réveiller inutilement les douleurs assoupies chez les rhumatisants.

Lymphatisme. — Les états lymphatiques, souvent compliqués de tuberculose qui revêt alors la forme de scrofule, réclament des cures de trois sortes :

1° Cures salines. Ce sont les plus actives. Elles se pratiquent à Salies-de-Béarn, à Salins-Moutiers, à Salins-du-Jura, à Lons-le-Saulnier, à la Mouillière-Besançon, à Balaruc, etc. Elles se font également sur nos plages de l'Océan, de la Manche et de la Méditerranée ;

2° Cures arsenicales, à la Bourboule et à Royat, particulièrement utiles aux anémiques ;

3° Cures sulfureuses, à Challes, Uriage, Saint-Honoré, Luchon, Barèges, indiquées surtout contre les suppurations torpides et prolongées.

Adjuvances thérapeutiques dans les cures hydrominérales.

Telles sont les principales indications des cures hydrominérales dans les troubles de la nutrition.

Pour que ces cures donnent leur plein résultat, il ne faut pas perdre de vue ce que nous avons cherché à mettre en lumière au début de cet article, à savoir que les eaux minérales ne doivent pas être regardées comme des médications spécifiques pour les états morbides, mais plutôt comme des médications physiologiques favorisant le rôle des émonctoires, activant le jeu des viscères, réveillant les activités cellulaires et contribuant à la désintoxication de l'organisme.

Le traitement d'un malade ne doit donc jamais se borner à l'application interne ou externe des eaux. Pour être complet, il doit utiliser en même temps la diététique, le repos moral, l'exercice réglé, l'air pur, et parfois l'altitude.

Le médecin de ville d'eau profitera de ce qu'il a vraiment entre les mains son malade, pendant toute la durée d'une saison, pour le soigner par tous les moyens que la science met à sa disposition, et pour faire son éducation médicale et hygiénique, impossible à réaliser dans le courant de l'année lorsqu'il est tenu par ses occupations professionnelles ou mondaines. C'est pendant sa saison d'eau que le diabétique, le goutteux, le brightique devraient apprendre le régime qui leur convient, que l'obèse devrait s'entraîner à la diète et à l'exercice qu'il continuera à pratiquer pendant le reste de l'année.

Dans ce but, toutes les stations où l'on soigne des troubles de la nutrition devraient être pourvues d'hôtels de régime, de tables de régime, et même de maisons de régime pour les malades gravement atteints qui ont besoin d'une surveillance plus rigoureuse.

De plus en plus, les villes d'eaux devront accumuler à côté des sources les divers moyens de thérapeutique physique qui sont des adjuvants de la cure hydrominérale. En faisant ces sacrifices elles verront s'étendre leur efficacité, leur renommée et leur clientèle.

Table alphabétique

A

B

C

D

S

T

U

V

Y

Table des Matières

PREMIÈRE PARTIE

Le régime dans les maladies de l'estomac.

CHAPITRE PREMIER

CHAPITRE II

DEUXIÈME PARTIE

Le régime dans les affections de l'intestin.

CHAPITRE PREMIER

CHAPITRE II

TROISIÈME PARTIE

Les régimes dans les maladies de la nutrition.

CHAPITRE PREMIER

CHAPITRE II

CHAPITRE III

CHAPITRE IV

CHAPITRE V

CHAPITRE VI

CHAPITRE VII

QUATRIÈME PARTIE

Notice hydrologique

CHAPITRE PREMIER

Considérations générales.

CHAPITRE II

Indications et contre-indications.

CHAPITRE III

Indications hydrologiques dans les maladies de la nutrition, par le Dr Marcel Labbé, professeur agrégé, médecin de l'Hôpital de la Charité.

Paris. — Typ. A. Davy, 52, rue Madame. — *Téléphone 704.19.*

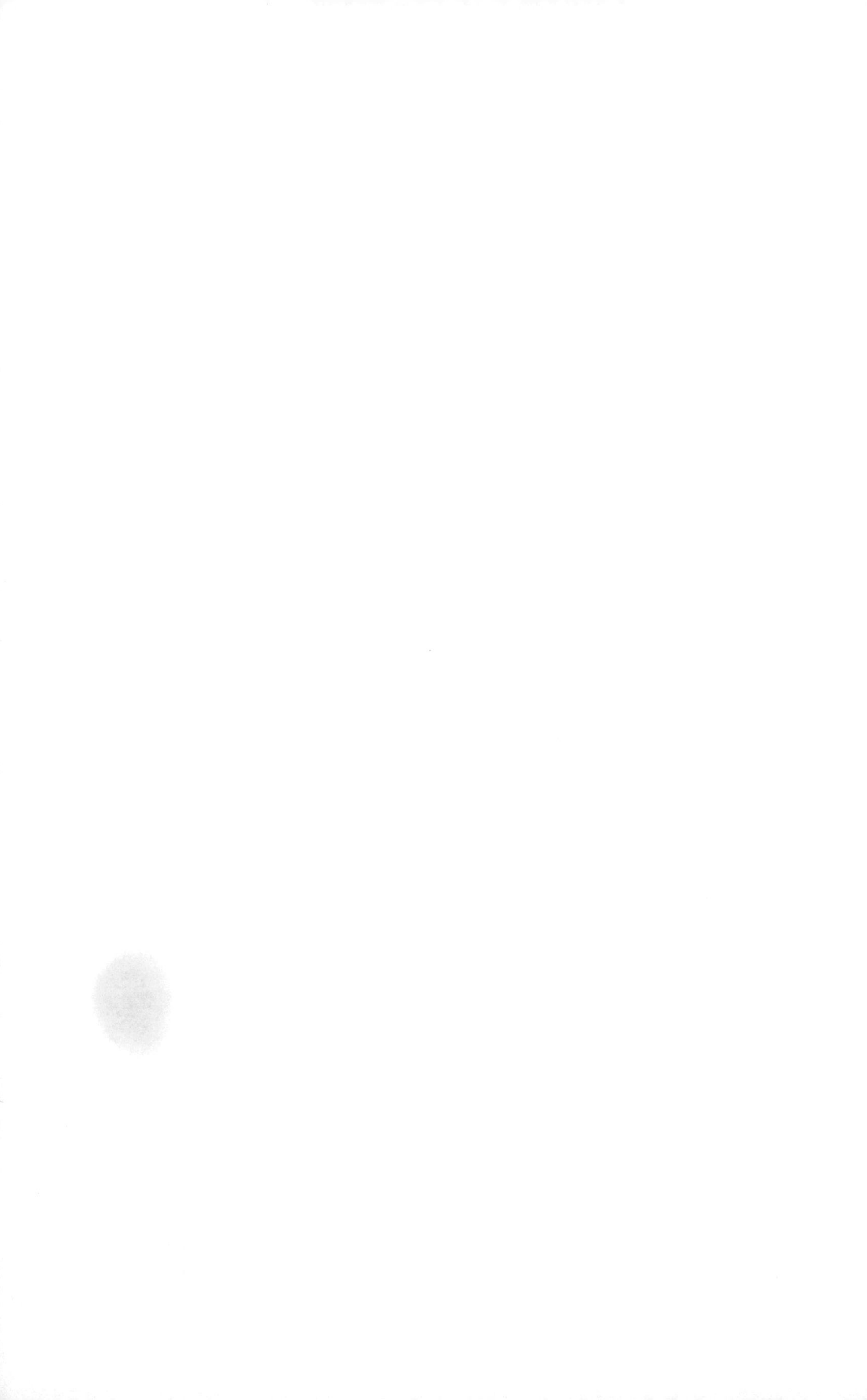

www.ingramcontent.com/pod-product-compliance
Ingram Content Group UK Ltd.
Pitfield, Milton Keynes, MK11 3LW, UK
UKHW022102260726
13993UKWH00001B/268

9 782019 966249